看護管理者のための
メンタルヘルス不調者「復職サポート」ブック

公認心理師・臨床心理士
中村 美奈子

予防する
再発を防ぐ
安心安全な
職場をつくる

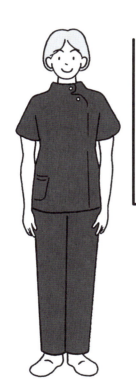
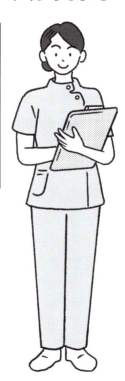

メヂカルフレンド社

はじめに

看護師という仕事

　言うまでもなく、看護師という職業は医療現場の土台を支える、大変重要なお仕事です。病院やクリニック、地域や教育、産業領域など、様々な場面で、看護師の皆さんが活躍しています。医療職の要として、社会にとってなくてはならないエッセンシャルワーカーという存在として、社会全体から高い評価を得ています。

　看護師は高度専門職でありながら、患者さんやその家族にとっては親しみやすく、頼りになる存在です。「白衣の天使」のイメージさながらに、患者さんやその家族の闘病生活にまつわる不安などに優しく親身になって対応する、心理的なケアも求められます。専門職として医師を助け、多職種連携するなかでも、心理的な支えになる場合もあります。異なるニーズをもつ多様な対象に、その個別性に配慮した心理的なケアをすることは、感情労働*を伴うストレスの大きい役割でもあります。

　また、看護師は経験を積んで専門性を深め、業務の範囲を広げるために、常に研鑽に励んでおられます。最先端の知識や正確で的確な手技、タイムリーな対応が求められますが、そこに応答する重要性を深く理解し、そのニーズに応えようと、責任感をもってまじめに努力を続けていらっしゃいます。

　そんななか、ラダー制度では経験年数ごとに期待される知識や技術の到達目標が明確になっており、自分自身の到達度を確認することになります。そして、上司となる看護管理者からの評価を受けたり、同僚や先輩、後輩看護師との力量の差を意識したりすることにもなるでしょう。自分に期待される到達度と現状の能力に差がある場合、それを目の当たりにすることは、職業人にとって非常に大きなストレスになります。

　チーム医療が重視されるなかで、看護職の同僚や上司となる看護管理者との関係、医師との関係、その他のコメディカルとの関係を構築することにも、意欲的に取り組まなければいけません。

一方で、チームとしての役割分担が職種ごとのヒエラルキーとなり、ハラスメントや一方的な指示命令系統を生むこともあります。そのような組織風土では、必要な意見交換や報告・連絡・相談が滞って思わぬ事故が発生したり、看護師の意見が反映されずに学習性無力感[*]が蔓延してモチベーションが下がったり、全体の士気が低下したりします。このような組織風土によるストレスは、そこで働く人を慢性的に疲弊させ、メンタルヘルス不調を起こす原因ともなります。

　また、患者からの非合理的なクレームやハラスメントは専門職業人としての尊厳を害するだけでなく、個人としてのネガティブな感情的反応を引き起こし、メンタルヘルス不調の引き金にもなります。

　最近は医療現場での働き方改革も進められていますが、命を預かる現場は24時間体制で、緊張を強いられることも事実です。夜勤による生活リズムの乱れや体調管理の難しさは、周知のとおりです。また、職業人としてのキャリア発達と、結婚や子育てなどのライフイベントの変化をふまえた生涯発達をどのように両立させるかも、大きな課題です。仕事とプライベー

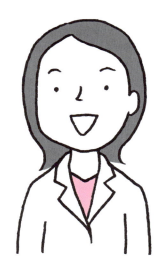

*
感情労働：仕事をするなかで、自分の喜怒哀楽を表現しないように、自己コントロールを求められること。対人援助や対人サービスに従事する場合、他者（利用者や顧客など）に心理的にポジティブに働きかけることが適切とされるため、支援者・サービス提供者側の感情的負担が大きくなる。
学習性無力感：努力しても報われないことが続くと、何をしても無駄だと考えて意欲をもてなくなり、努力することや改善に取り組むことなどを諦めてしまう状態になる。

トの両立は、個人の裁量に任せて解決できることではなく、職場全体で取り組むべき問題です。

　看護師の皆さんは、命を預かる責任感や使命感、正義感を強くもち、まじめに一所懸命仕事をされています。チームの一員としての規律を守り、確立された指揮命令系統のなかで役割を果たそうと、常に努力を重ねておられます。看護師を目指した頃の純粋さを忘れず、理想の看護を実現できる自分でいるために、自分を叱咤激励し続けておられます。

　このように他者のために献身的に働くことに価値をおき、他者のニーズに実直に応えようとまじめに努力し続けることは大変尊く、容易なことではありません。

　しかし、それには自分自身を犠牲にして、心身共にすり減らす側面もあります。他者貢献で得られるやりがいや達成感と、個人としての生活・プライベートの充実とのバランスがとれなくなると、心身共に疲弊して回復に時間がかかったり、休職に追い込まれたり、離職せざるを得なくなったりします。

　看護師という難しく、大切な職務を果たす貴重な存在だからこそ、自分自身を大切にし、同僚や部下・上司といった仲間同士が、お互いを大切にし合うことが重要なのです。

本書のねらいとねがい

　本書は、メンタルヘルス不調に陥る看護師を少しでも減らしたいと考える看護管理者の皆さんが、日常の業務のなかで実行できるラインケアや1次予防、2次予防、3次予防についてご紹介します。特に、3次予防に含まれる、休職者がスムーズに復職し、安定的に継続勤務できるための復職支援に重点をおいて解説します。

　また、不調時から休職前、休職中にしてほしい関わり方や、各時点に確認すべき情報や必要な手続きなどもご紹介します。管理監督者と職場、主治医が、休職者本人とともに必要な情報を共有できるように、不調者の状況を把握するためのアセスメントシートや、復職に当たって確認すべき事項のチェックシートなども収録しました。

適切なアセスメントにもとづいて適切な関わりをすることで、休職者の心理的な負担を軽減し、貴重な人材を失うことを避けましょう。

　管理監督者が不調者に適切に関わる姿は、不調者以外の職場のメンバーのロール・モデルとなるとともに、不調者を見捨てない安心・安全な職場づくりを目指すというメッセージにもなります。
　職場全体が安心・安全な場であることは、復職者にとってのセーフティネットになり、休職の再発防止という３次予防だけでなく、新たな不調者を出さないためのラインケア・１次予防にもなります。

　メンタルヘルス不調のために看護師を諦めざるをえなかったり、休職したことで看護師としての自信を失ったまま能力を発揮できなくなってしまったりする人がいます。使命感や意欲をもって看護師となった人が、安心して復職して、再びその力を発揮できるように、管理監督者の皆さんが中心となって適切なサポートをしていきましょう。

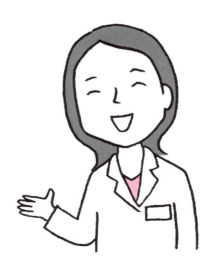

看護管理者のための
メンタルヘルス不調者「復職サポート」ブック
予防する・再発を防ぐ・安心安全な職場をつくる

目次

はじめに ………………………………………………………… 2

第1章
看護師として働くこととストレス

1. 看護師として働くことと生涯発達 ……………………… 12
（1）キャリアは生涯をとおして変化し発達する ……………… 12
（2）働くことと価値観：なぜ働くのか、何のために働くのか …… 14
（3）価値観と現実のギャップ：リアリティ・ショック ……… 16
（4）人生をとおして担う様々な役割：
　　　「ライフ・キャリア・レインボー」……………………… 18
（5）看護師として働くこと、一人の人間として生きること … 20

2. ストレスから身を守るには
ストレスとは何かを知ろう ……………………………… 23
（1）ストレスはなぜ生じるのか ……………………………… 23
（2）ストレスによって生じる心身の反応 …………………… 24
（3）上司や同僚からのサポートが
　　　職場のストレスを緩和する …………………………… 26

3. 看護師のストレスとメンタルヘルス
（1）看護師が感じるストレス ………………………………… 28
（2）看護職場でのストレスケア：1次予防、2次予防、3次予防 … 31
（3）看護職場でのストレスケア：「4つのケア」……………… 33
（4）職場のストレス状況をつかむ：「ストレスチェック」…… 35

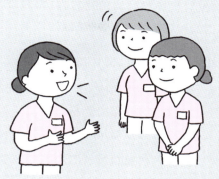

第2章
メンタルヘルス不調になった看護師へのケア

1. **看護師のメンタルヘルス不調の原因** ………………………… 40
   - （1）新人看護師のリアリティ・ショック ………………… 40
   - （2）認知行動特性は人によって違いがある ……………… 42
   - （3）医療専門職が陥りがちな
     メンタルヘルス不調に対する間違った先入観 ………… 43
   - （4）病院という職場環境が原因となるストレス ………… 44

2. **メンタルヘルス不調者を早期発見するしくみ** ……………… 45
   - （1）管理監督者による声かけから始まるラインケア …… 45
   - （2）個人的側面のアセスメント：
     メンタルヘルス不調者を早期発見する
     「Bio-Psycho-Social-Vocational」チェック表 ………… 46
   - （3）職場環境のアセスメント：
     職場のストレスを早期発見する
     「職場環境チェックリスト」………………………………… 52

3. **メンタルヘルス不調者への管理監督者の対応** ……………… 55
   - （1）管理監督者による個別対応 …………………………… 55
   - （2）産業保健スタッフや人事担当者などを含めた
     組織的対応 ………………………………………………… 60

4. メンタルヘルス不調者をケアするときの
　　管理監督者の心構え ·····························64

　（1）ルールに従った一貫性のある対応 ··············64

　（2）メンタルヘルス不調者への偏見のない対応 ·······66

　（3）管理監督者によるリーダーシップ ··············69

第3章
休職者へのケアと復職支援

1. 休職と復職をどうとらえるか ·····················72

　（1）休職を失敗体験にしないために ················72

　（2）休職・復職を成長につなげるために ············73

2. 不調から休職、
　 復職までの不調者の気持ちの変化 ··············74

3. 労務管理としての休職から復職までの手続き ·····78

　<第1ステップ>病気休業開始及び休業中のケア ·······79

　<第2ステップ>主治医による復職可能の判断 ·········80

　<第3ステップ>職場復帰の可否の判断
　　　　　　　　 及び職場復帰支援プランの作成 ·······80

　<第4ステップ>最終的な職場復帰の決定 ············80

　<第5ステップ>職場復帰後のフォローアップ ·········81

4. 管理監督者が復職準備を支援するための
   ポイント ･･･ 82
   （1）Bio-Psycho-Social-Vocationalの
       4つの側面から復職準備を進める ････････････････ 82
   （2）復職までのステップに応じた管理監督者の対応 ････････ 84
   （3）復職に向けた具体的な手続き ･･･････････････････････ 91
   （4）専門的な復職支援施設「リワーク」を利用した復職準備 ･･････ 97

第4章
管理監督者による復職支援の事例

【事例1】
業務量と責任が増し、
上司と部下の板挟みにも悩まされて、うつ病を発した
主任看護師Aさん ･･････････････････････････････････････ 100

【事例2】
業務ミスが続き、
自己否定を繰り返した結果、退職を志願した
若手看護師Bさん ･･････････････････････････････････････ 110

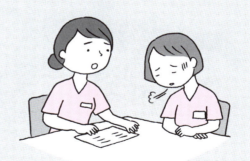

第5章
看護師のメンタルヘルス対策の基本

1. メンタルヘルス不調を未然に防ぐ
   1次予防のヒント ･････････････････････････････ 118
   - （1）誰もが安心して働けるように
     職場の「心理的安全性」を高める ･････････････ 118
   - （2）心理的安全性を高める組織文化とは ･･････････ 120
   - （3）心理的安全性を高めるリーダーの役割とは ････ 123
   - （4）心理的安全性の高いチームを作るには ････････ 125
   - （5）看護師の健康で安全な職場づくりのガイドライン：
     「ヘルシーワークプレイス」･･･････････････････ 126

2. メンタルヘルス不調者をケアする時のヒント ･･････ 129
   - （1）最も大事なことはコミュニケーション ････････ 129
   - （2）対人関係のストレスを軽減するには ･･････････ 133
   - （3）認知行動パターンを変えるためのコーチング ･･ 140
   - （4）ストレスに強い人の特徴 ････････････････････ 144

参考文献 ･･ 146

さいごに ･･ 148

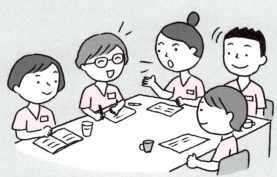

ブックデザイン
表紙：ニクスインク（二ノ宮匡）
本文：鳴島幸夫

イラスト
表紙：田渕正敏
本文：坂木浩子

編集協力：岩崎裕朗

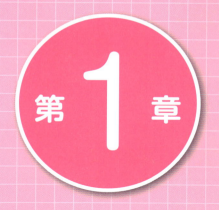

看護師として働くことと
ストレス

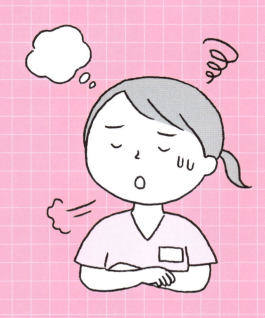

1 看護師として働くことと生涯発達

1 キャリアは生涯をとおして変化し発達する

　キャリアとは、広い意味では、趣味や地域でのボランティア、家庭での役割などを含む、その人の生活にある活動すべてを指します。また狭い意味では、職業生活上での出来事を指し、職業人として歩む道をキャリアとよびます。

　職業人としてのキャリアを見てみると、多くの人は、学生として勉学に励みながら、友人関係やアルバイトなどをとおして社会人としての経験をつみ、職業人としてのマナーや知識、スキルを身につけていきます。就職してからは、その職場で求められる専門知識やスキルを実践し、試行錯誤や自己学習、研修などをとおして、仕事の幅を広げ、知識やスキルを深めていきます。

　スタッフとしての業務遂行ができるようになると、小グループのリーダーとなって業務やチームを管理する立場となり、徐々に大きなグループの管理監督をするようになっていきます。新人、メンバー、エキスパート、マネージャーと、職場での役割が変化することで、業務や職場環境、労働条件などに対する視野を広げ、同時にそれらに関する責任範囲も広がります。

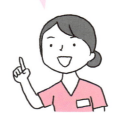

キャリアが進むと職場での役割が変化して、責任範囲も広がります。

　このように、職業人としての活動が経験によって変化すること、あるいは、目標や目的をもって活動を積極的に変化・発展させることを、**キャリア発達**といいます。キャリア発達は本人の価値観や知識、スキル、家庭や社会、職場の状況、担当する業務とのマッチングなど、様々な要因と影響しあっています。

　そのため、キャリアは直線的・上昇的に進むだけでなく、様々な課題に直面してそれを乗り越え、乗り越えたと思ったら新たな課題に直面するというように、らせん状に発達していきます（図1-1）。

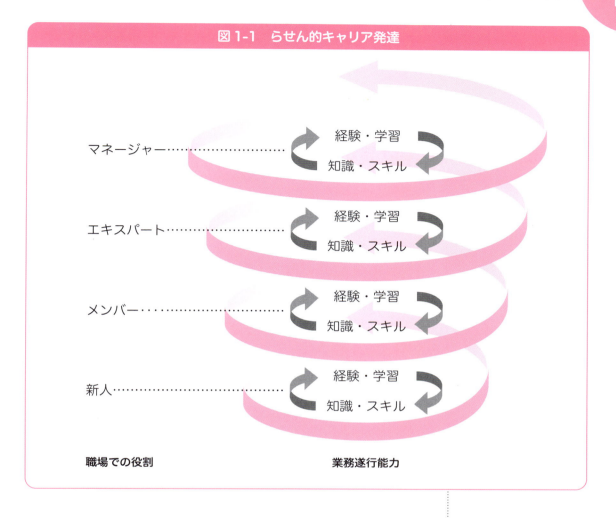

図1-1　らせん的キャリア発達

キャリア発達のどの段階にいるのかによって、取り組むべき課題が異なり、その難易度も異なります。また、個人の特性や能力、価値観、ライフステージによって、キャリア発達の速度や深化も異なります。

特に、新人として初めて仕事をする人や、職場での役割が変化するタイミングでは、求められる業務遂行能力の獲得に時間がかかったり、困難が生じやすかったりします。新規採用や昇進、昇格などの喜ばしい変化だからこそ、それに対応しようと多大なエネルギーを使い、疲弊してしまう人も多くいます。

そのため、職場で定められた働き方や職制、ラダーに、必ずしもマッチしない人が出てきます。これは新人からマネージャーまで、各段階で誰にでも起こりうることです。

医療機関での働き方改革だけでなく、社会的に重要視されているダイバーシティ＆インクルージョン*の考え方からは、職場の規則やその業界

*ダイバーシティ＆インクルージョン：年齢や性別、障害の有無、社会や職場での役割、ヒエラルキー、国籍や宗教、考え方や価値観など、人それぞれに異なる背景をもつことを多様性という。多様性を異質なものとして排除するのではなく、互いの違いを認識し、それを個性として尊重しながら、共生すること。

で慣習となっている画一化されたキャリア発達を目指すだけでなく、**個人の状況に応じたキャリア発達ができるように配慮する**必要があります。

2 働くことと価値観： なぜ働くのか、何のために働くのか

どのような仕事を選ぶかは、その人がもつ**価値観**に影響を受けます。価値観とは、その人が大事にしたいことであり、その人の性格や特性、生活上の経験から形成されるもので、個性の一部です。

たとえば、人の役に立ちたい、自分の能力を活かしたい、新しいことに挑戦したいなどの考えや、正義を貫く、公正を保つ、正確性を堅持するなどの信念であり、日常生活や対人関係でどのような行動をとるか、人生の大きな節目で何を選ぶかの判断基準になります。

同じ出来事に対して、各人がそれぞれの考えをもち、それぞれの行動をとるのは、この価値観が人によって違うからです。一方で、同じような価値観をもつ人が同じような目標をもつことで、同じような行動をとることにもなります。

シャイン[1]は、仕事を選んだり、その仕事を継続するかどうかを検討したりする時に、その人が大事にしている価値観が影響すると考えました。そして、その価値観を**キャリア・アンカー**＊とよび、8つに分類しました（表1-1）。多くの人は、いくつかの価値観を組み合わせてもっています。

看護師を目指す人は、「奉仕・社会貢献」の価値観からくる人の役に立ちたいという気持ちをもち、看護師としての知識やスキルといった専門性を高めることで「技術的・機能的能力」という価値観を実現するでしょう。

さらに、「純粋な挑戦」の価値観をもつ人は、日々の業務のなかでも常に改善できることはないかを探しながら、その改善に努めるでしょうし、「ワーク・ライフ・バランス」の価値観を大事にする人は、家族や自分のために使う時間を確保できるような働き方ができる職場を選ぶでしょう。

価値観はその人のアイデンティティの一部であり、長年にわたって維持されます。一方で、生活や仕事で経験をつみ、ライフステージが変わっ

＊

キャリア・アンカー：どのような仕事をしたいか、どのような働き方をしたいかを検討する際にその人が大事にしたいことや実現したいこと。つまり、その人がもつ働くことに関する価値観や欲求のこと。キャリア・アンカーは、その人の経験などから形成されるため、将来への希望や期待だけでなく、自分がもつ能力や特性をどう活かすかといった、具体的な目標も含まれる。

第1章 看護師として働くこととストレス

表1-1 キャリア・アンカー

管理能力	問題解決、マネジメント、人の教育や世話が好きで、責任を負うことで成長することを目指す。管理職として活躍したいと考える。
技術的・機能的能力	専門家として課題を見つけて挑戦することで成長し、生産性高く仕事をすることを目指す。特定の分野でエキスパートになりたいと考える。
安全性	継続性と安全性を重視して、リスクを回避したいと考える。長年にわたって同じ組織に勤めたり、同じ業務を続けたいと考える。
創造性	ルーティーンワークよりも、新しいことを始めたり、前例のないことに挑戦したり、クリエイティブに行動したいと考える。
自律と自立	自分で計画を立てて仕事を進めたいと考える。他者の指示や管理がなくても、自発的に自己管理して仕事ができる。
奉仕・社会貢献	対人援助やサポート業務などをとおして、人のために役に立つことに喜びを感じる。
純粋な挑戦	難しい課題に挑戦し、問題解決することに喜びを感じる。
ワーク・ライフ・バランス（Lifestyle）	自分の生活スタイルを維持できる仕事や仕事の仕方を優先する。

（E.H.シャイン（1978）をもとに筆者作成）

ていくことで、価値観も変化します。これは、人間が生涯をとおして成長し、成熟していくことを意味します。

仕事の内容や難易度が変わったり、役割や役職が変わったりする時には、その変化に適応する必要があります。適応や再適応には新しいことを学び、自分自身の考え方を変化させることが必要ですが、これには大きな努力やモチベーションが必要です。

努力やモチベーションの維持を支えるのが、**誰の、何のために、何をするのか**、という働く目的を明らかにしてくれる価値観です。価値観は変化を乗り越えて働き続けるためにも、重要な役割を果たしているのです。

しかし、多忙になったりストレスに陥ったりすると、なぜこの仕事をしているのか、なぜこの仕事を続けているのかがわからなくなり、仕事への意欲や自信を失ったりします。また、長年同じ仕事をして惰性に陥っている場合も、何のために仕事をするのかをふり返ることが減ってしまい、その仕事への情熱や責任感の自覚が薄れたりします。

このような場合、働くことに関する価値観があいまいになり、働くなかで自分らしさを発揮できず、職業人としての成長が滞り、不全感や停滞感からメンタルヘルス不調に陥りやすくなります。特に休職者は、メンタルヘルス不調のために、自分がしている仕事の意義や仕事への意欲を失いがちです。

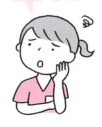

何のために仕事をしてるのかわからなくなると、仕事への意欲もなくなるのよね。

仕事への意欲を回復するためには、その人がどんな価値観をもっているのか、今後どんな価値観を大事にしたいのかを検討し、それを実現する道筋を思い描けるようにすることで、**働くことへのモチベーションを回復することが大切**です。

価値観はその人のモチベーションを支え、行動の判断基準になる重要なものであり、その人が働くための、また働き続けるための**コンピテンシー***になります（図1-2）。

復職支援やキャリア開発などを目的とする働く人への支援では、仕事に意義を感じながら意欲的に働けるように、まず初めに**その人がどのような価値観をもっているのかを確認**します。

3 価値観と現実のギャップ：リアリティ・ショック

どのような仕事に就きたいか、どのような働き方をしたいかは、その人がもつ価値観に影響を受けます。その価値観に合った仕事に就いたとしても、思い描いていた仕事の内容と実際の違い、求められる仕事内容

> *コンピテンシー：働くために必要な能力で、「職業的パーソナリティ」「ライフテーマ」「マッチング」の3つの側面がある。「職業的パーソナリティ」は、自己管理、認知行動特性、対人コミュニケーション、業務遂行能力からなる。「ライフテーマ」は、その人がもつ価値観やモチベーションで、働き生きるうえで、誰の、何のために、何を、どうしたいか、といったことを検討することで明確になる。「マッチング」は、その人がもつ特性や能力と、職場や仕事内容の適合性である。組織のなかで働くためには、自分の特性や能力を、職場や仕事内容に応じて自ら適応させる必要がある一方で、職場側も、個人の特性や能力に応じた人材活用が必要である。

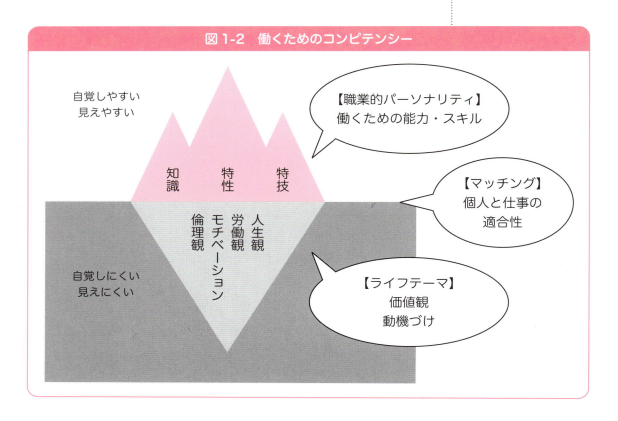

図1-2　働くためのコンピテンシー

と自分にできることのギャップなど、リアリティ・ショックに直面することがあります。

　価値観に基づく理想の仕事内容や理想的とする自分の姿を目標としてとらえなおし、現実の姿をふまえて、その目標を目指していくというように、考え方を柔軟に変えられれば、そこから新たなキャリア発達が始まります。

　一方で、自分が価値を置く仕事に就いたからこそ、それまでの価値観に固執してしまい、理想を実現したい、そのためにがんばらなければいけないとやみくもにがんばって、理想どおりでない自分を責めたりします。

　また、その仕事の価値を高いと考えるからこそ、仕事に向き合うことが怖くなり、理想どおりでないことを環境のせいにして回避的な行動をとることで、具体的な問題解決につながらずに、さらに自分を苦しめることになったりします。

　あるいは、本当はその仕事に価値を置いておらず、もともと意欲的にその仕事に向き合えていなかった人が、いざ実際に働き始めてその厳しさに気づいたり、本当は他のことがしたかったという自分の本当の気持ちに気づいたりして、意欲をもてなくなることもあります。

　自分の**価値観を実現できない仕事をし続けなければいけないことは、職業人にとって大きなストレス**ですが、問題の渦中にある時には、なんとかそこに適応しようとして、さらにストレスを重ねることもあります。

　職業を選択する時には、働く人の能力（知識やスキル）と、その仕事が必要とする知識やスキルの適合度合いを確認することが大事だとされ、これを**ジョブ・マッチング**とよびます。しかし、ここには本人が何のために働くか、どのようなことにモチベーションをもつかといった価値観が考慮されにくい場合があります。能力は適合していても、そこに価値観が伴わなければ、十分に能力を発揮し続けることができません。

　そのため、職業選択やキャリア発達のなかで業務内容や役割が変化する時には、本人の能力と仕事のマッチングに加え、本人の価値観と仕事とのマッチングを丁寧に検討する必要があります。これにより、適性の低い仕事に就いてしまうことでの早期退職や、適性の低い業務をすることによるストレスからくるメンタルヘルス不調を防ぐことができるでしょう。

4 人生をとおして担う様々な役割：「ライフ・キャリア・レインボー」

キャリアのもうひとつの側面である、人生全体の活動の変化を見てみましょう。

年齢を重ねるにつれて家庭や社会での役割が増えていき、**生活全体がマルチタスク**となっていきます。このような役割の積み重なりを、スーパー[2]は「ライフ・キャリア・レインボー」と表現しました[3]（図1-3）。

人間は、誕生すると家族のなかで子どもとして過ごし、学校で勉強したり、趣味を楽しんだりする時間を多く過ごします。成人すると社会のなかでの活動が増え、仕事をするようになると職業人としての役割が加わります。現在は65歳までの雇用確保が義務となり、さらに70歳までの延長が努力目標となっています。職業人としての役割は、生涯で長期にわたって続きます。

さらに、親元から独立して自分の家庭をもつと配偶者として、また、子どもを育てる親としての役割も加わります。男女ともに晩婚化が進み、40代となってから子育てを始める人も多く、子育てと介護を一度に担うことも珍しくありません。

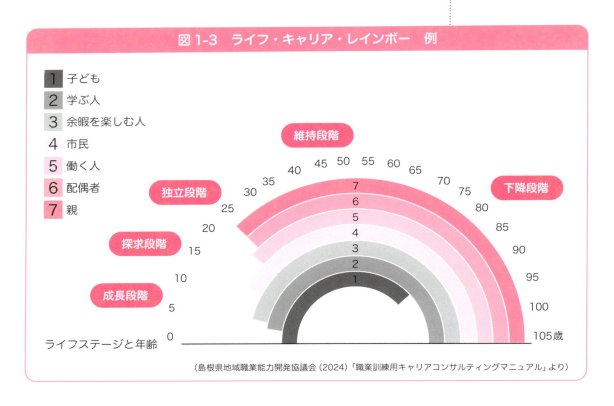

図1-3 ライフ・キャリア・レインボー 例

（島根県地域職業能力開発協議会（2024）「職業訓練用キャリアコンサルティングマニュアル」より）

どんな人も人生のなかで、一度にたくさんの役割を担っています。どの役割に価値を置くかによって、**ワーク・ライフ・バランス**のとり方や役割遂行の優先順位が異なります。それによって、それぞれの役割をどう果たしたいか、それぞれの役割にどれくらいの時間と労力を割きたいか、本人なりの理想が生じます。

しかし、自分が価値を置く役割を果たすためには、多くの葛藤が生じます。仕事と家事を両立するために、睡眠時間や趣味の時間を犠牲にしなければいけないとか、もっとていねいに子どもに関わってあげたいけれども最低限やるべきことだけで精一杯とか、ワーク・ライフ・バランスがとれないと感じる人は多くいます。また、もっと仕事に没頭したいのに家事の時間をとらなければいけないとか、資格取得や昇進のための勉強をしたいけれど時間がないとか、仕事で疲れ切っているため休日はゆっくりしたいのに、家庭人としての役割を果たさなければいけないとか、ワーク・ファミリー・コンフリクト[*]を感じる人もいます。

たとえば、乳幼児を育てながら働く妻は、1日のうち414分（6時間54分）を家事や育児にあてていますが、その夫が家事・育児に割く時間は68分と、大きな差があります[4]（図1-4）。

このような状況からも、仕事をしながら子育てする女性の幸福度が低いことが指摘されています[5]（図1-5）。

> **ワーク・ファミリー・コンフリクト**：仕事での役割と家庭や育児などのプライベートでの役割が思うように両立できずに、葛藤を抱える状態のこと。年齢や性別、子どもの有無にかかわらず、仕事やプライベートで希望する役割の内容やそれに費やす時間などのコントロールがうまくできないことはストレスになり、仕事とプライベート双方での活動に影響を与える。

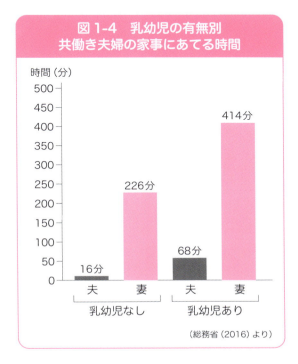

図1-4　乳幼児の有無別 共働き夫婦の家事にあてる時間

（総務省（2016）より）

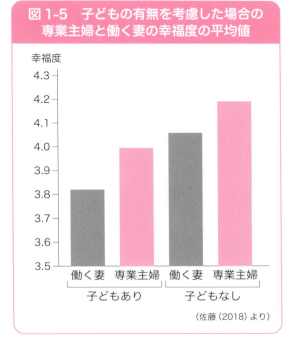

図1-5　子どもの有無を考慮した場合の専業主婦と働く妻の幸福度の平均値

（佐藤（2018）より）

仕事とプライベートでの役割を果たそうと努力を積み重ねても、理想と現実のギャップや、代わりのいない責任感が重くのしかかり、ゴールの見えないストレスとなります。

このような**仕事と生活両面からのストレスが積み重なってメンタルヘルス不調**となり、**自己肯定感*や自己効力感*、仕事へのモチベーションが低下**して、本来活躍できるはずの人が休職したり離職したりすることになりかねません。

働く人をケアする際には、業務内容や労働時間などのマッチングだけでなく、本人のワーク・ライフ・バランスや働き方に関する価値観をふまえて、本人が安心して働ける条件や環境は何かを検討することが大切です。

医療現場では、ガンや慢性疾患などの治療と仕事を並行して行えるようにサポートする両立支援が重要視されています。これと同様に、身近な部下や同僚がメンタルヘルス不調となった場合も、治療と仕事や家庭の両立支援が必要なのです。

5 看護師として働くこと、一人の人間として生きること

人間は多くの時間を働くことに費やします。働くことで生活の糧を得て、働くことで自分の個性や能力を発揮して、多くの人と関わりながら、社会の一員として生きています。**働くことは一人では成り立たない、社会的な活動**です。社会的活動としての働くことには、「労働」「仕事」「活動」の3つの段階があります[6]（図1-6）

「労働」は指示に従って決まったことを指示どおりに行う、受動的な働き方です。自分なりの工夫をせず、歯車のひとつとして機械的に単純な作業を繰り返すものです。正確性や再現性が強く求められるといえます。

どのような業務でも、初めは「労働」のレベルで基本的な知識やスキル、所作を学びます。看護師としてはベテランでも、まったく初めての業務をすることになった場合には、「労働」から始めることも多いでしょう。

「仕事」の段階では、それまで蓄積した知識やスキルを応用して、定型的な業務に工夫を加えて業務プロセスやサービス、製品などの精度や性

---

*

自己肯定感：自分の特徴や能力、人との関わり方などの自分らしさを、自分自身が受け入れ、認められること。他者や理想とする自己像と比較したり、他者からの評価を気にしすぎたりすることで、不必要に自己卑下すると、自己肯定感が下がったり、もてなかったりする。

自己効力感：様々な出来事に対して、自分ならできるはずだ、自分ならうまく対処できるはずだと、自分の能力や可能性を信頼できること。自己効力感をもっていると、困難や高い目標に直面しても達成意欲をもち、それを乗り越えるための努力ができ、落ち着いて行動できる。また、その経験を別の困難に際しても応用できる。

第1章 看護師として働くこととストレス

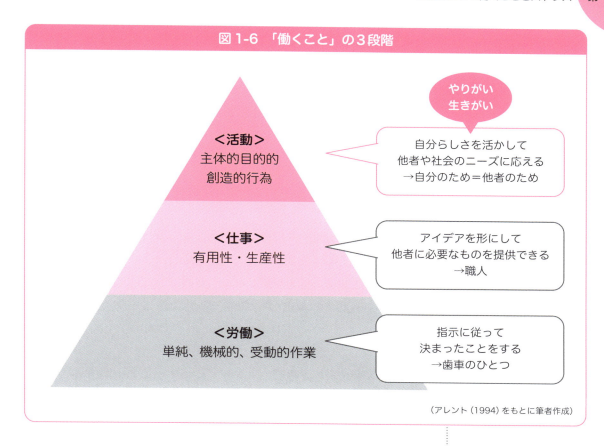

図1-6 「働くこと」の3段階

＜活動＞ 主体的目的的 創造的行為 — やりがい 生きがい／自分らしさを活かして他者や社会のニーズに応える →自分のため＝他者のため

＜仕事＞ 有用性・生産性 — アイデアを形にして他者に必要なものを提供できる →職人

＜労働＞ 単純、機械的、受動的作業 — 指示に従って決まったことをする →歯車のひとつ

（アレント（1994）をもとに筆者作成）

能を高めます。これにより、自分の働き方や仕事へのモチベーションが向上するだけでなく、同僚やサービス・ユーザーの利便性向上などにも貢献することができます。また、「仕事」のレベルでは自分の"腕"を磨いて精度の高い知識やスキルを獲得し、"職人技"としての専門性を高めていきます。

　一般的には、「仕事」のレベルに達すると一人前と評価されるため、多くの人が「仕事」の段階を目指し、ここに到達すると自分の業務能力や業務の仕方に満足することが多いようです。

　「活動」は能力やスキルを発揮することで他者に貢献することを、より強く意識して働く段階です。その業務が他者や社会にもたらす影響を広く検討し、業務が向かう方向や目的を定め、それを実現するために何が必要かを自ら考えて実行します。

　また、ここでは**相手のニーズや希望を検討し、それを実現して相手の幸せに貢献する**ために自分には何ができるかを考え、それを実現するために自分の能力を発揮します。自分が業務を通じて他者や社会と関わり、それに貢献できることを自覚することで、より主体的に積極的に業務に

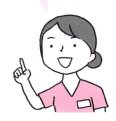

あなたの働きは「仕事」のレベル？それとも「活動」のレベル？

21

取り組むことができます。そのようなプロセス自体が**やりがい**となり、その繰り返しによって自分自身が成長することで、**働くことに生きがいを感じられる**ようになります。

「活動」のレベルに到達できるかどうかは、その人がどのような目的や目標をもって業務をしているか、業務で関わる相手とどのように対峙しているかという、その人の価値観に影響されます。業務を他者との相互関係ととらえて、そこに自分の価値観を表現することで、業務から得られる結果に付加価値を与えることができます。

ここでいう付加価値とは、単なる業務目標の達成ではなく、それによって得られる自他の満足感や充実感、人間としての変化・成長です。経験年数が少なくても、他者の幸せを意図して自分の能力を惜しみなく発揮する、という価値観をもって業務ができれば、それはただの「労働」や「仕事」ではなく「活動」になります。

患者の命を預かる看護職には、専門知識やスキルを高めて疾病を管理し、治癒を目指す「仕事」を極めることが求められます。一方で、職業人は、様々な対人関係のなかで業務の知識やスキルを獲得し、それを発揮することで、職業人としても、人間としても成長します。

対人援助職としての看護師には、病を得ながらも生きる人がその人なりの幸せを感じられること、それをどう実現するかを念頭に、よりよいサービスを提供しようとする「活動」のレベルを目指すことも求められるのではないでしょうか。

働くことと生きることは、同時並行的に進展していきます。職業人としてのステージと、一人の人間としてのライフステージの両方を見据えて、働き方やキャリア発達を検討することで、看護師一人ひとりの価値観や能力、特性に応じた働き方や生き方を実現したいものです。

2 ストレスから身を守るには ストレスとは何かを知ろう

1 ストレスはなぜ生じるのか

ストレスとは何か、改めて整理してみましょう（図1-7）。

ストレスは、外部からの圧力（ストレッサー：ストレス要因）を受けた時に生じる、受け手の変化（ストレス反応）のことです。日常生活のなかでは、ストレッサーを受けている状態やストレスを感じていることを、簡略化してストレスといったりします。

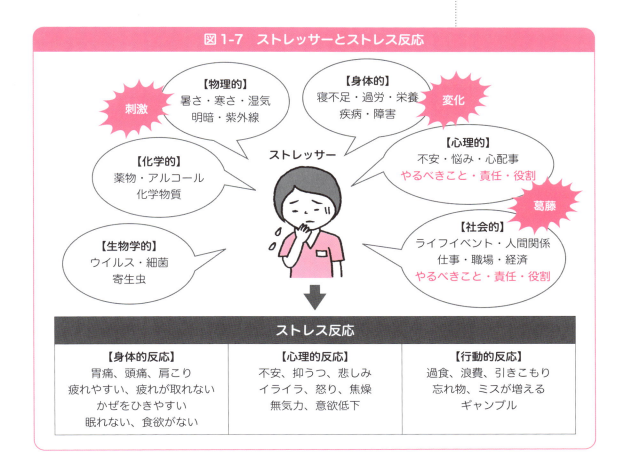

図1-7　ストレッサーとストレス反応

ストレッサーは物理的、化学的、生物学的なもの、身体的、心理的、社会的なものと、多岐にわたります。物理的、化学的、生物学的、身体的ストレッサーは、問題が特定されれば、それへの対策がとりやすい場合もありますが、心理的、社会的ストレッサーは、問題が特定されても、個人による努力だけでは対応しきれないことが多くあります。

　また、社会的ストレッサーにはライフイベントや職場での出来事が含まれますが、たとえば、結婚や子どもの誕生、昇進や望んでいた異動などの喜ばしい出来事でも、ストレッサーになります。つまり、好ましいもの、好ましくないものにかかわらず、自分や自分の周りで起こる**変化のすべてがストレッサー**となるのです。

　その変化に適応するためには多くのエネルギーが必要ですが、適応が難しかったり、適応するためのエネルギーが十分でなかったりすると、ストレス反応が出てきます。ストレス反応は、適応しようと努力している過程や、適応がうまくいかず疲弊しているサインとして、出現します。

　日頃から**自分にとってのストレッサーは何かを理解し、それにどう対処するか、様々な対処法をもっておく**ことで、ストレスをためないことが大切です。

2 ストレスによって生じる心身の反応

　ストレスが発生した時の反応は、「警告期」「抵抗期」「疲弊期」に分けられます（図1-8）。

　ストレスが発生すると、「まずいことが起きた！どうしよう。困ったな」とショックを受けて、一瞬フリーズした状態になります。これを「警告期」のショック相といいます。しかし、「何とかしなければ」とストレスに立ち向かうように、勇気を奮い立たせます。これが「警告期」の反ショック相です。

　そして、ストレスに対する不安や焦り、緊張をもちながらも、何とかうまく乗り越えようとがんばり続ける「抵抗期」に入ります。

　ここではストレスを乗り越えなければいけないという意識が強いため、疲れや不調を無視して、がんばり続け心身ともに疲れが蓄積されていきます。

　すると「疲弊期」に入って、もうそれ以上がんばり切れなくなり、不調が表面化して、本格的な疾病を引き起こすようになります。

このように、ストレスが発生すると、それにうまく対応しようと非常に大きな努力をします。努力をしている最中には、心身ともに疲労が現れますが、本人はこの疲労を自覚しにくい場合もあります。

「抵抗期」には、がむしゃらすぎて空回りしたり、疲れのために作業能率が落ちていたりなど、周囲の人が気づける異変も見られます。この段階で、周囲の人からのサポートによって、ストレスを一人で抱え込まずに、うまく乗り越えられれば、疾病につながりかねない「疲弊期」にまで陥ることを防げるかもしれません。

ただし、ストレスは人間に害を及ぼすだけではありません。ストレスが何もない状態では、人間は意欲を維持できません。たとえば、長年、同じ業務を担当していると、その業務に熟達はしますが、新しい業務について勉強をする意欲がわかないことがあります。しかし、異動や昇進によって、それまでと違う内容の業務をすることになると、否応なくその変化に対応しなければならず、それがストレスになります。

変化への対応はストレスではありますが、新たに勉強したり、新しい

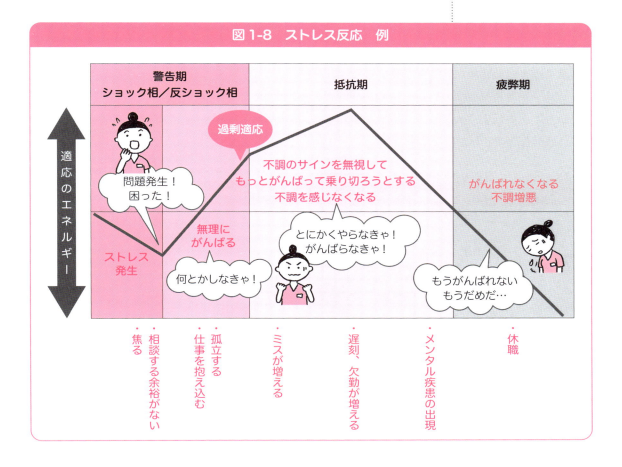

図1-8 ストレス反応 例

環境に慣れるために力を発揮したりすることは、達成感を伴い、生産性や意欲の向上につながります（図1-9）。

ストレスをきっかけとして、自分の成長につながる努力をすることで、ストレス耐性を向上することもできるのです。

3 上司や同僚からのサポートが職場のストレスを緩和する

職場では業務に関わるストレッサーが多くあります。そこに、個人のプライベートなストレッサーなどが加わることで、より多くのストレッサーを抱えることになり、適応に苦慮することも少なくありません。その結果、ストレス反応が生じるのですが、同じ職場で仕事をして、同じような家庭状況にあっても、ストレス反応を生じさせず、うまく適応できる人もいます。

NIOSH（National Institute for Occupational Safety and Health：米国立労働安全衛生研究所、通称ナイオッシュ）のハーレル＆マクレイニー[7]は、その違いを**緩衝要因**の有無によるとしました（図1-10）。

緩衝要因とは、**職場の上司や同僚からのサポート**のことで、職場にストレッサーがある場合でも、上司や同僚のサポートが得られると、ストレッサーにうまく適応したり、乗り越えたりできて、ストレス反応が発生するには至らないと考えられます。

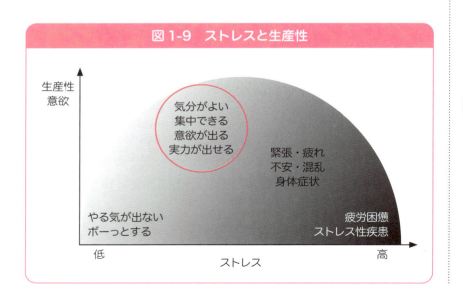

図1-9　ストレスと生産性

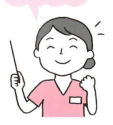

ストレス反応が長引くと、ストレス関連性の疾病や、適応障害やうつ病などの精神疾患の発症に至ってしまう危険があります。そうならないために、働く人は自分自身の心身の健康を管理し、管理監督者や組織は働く人や職場環境全体を健全に保つことが重要です。

図 1-10　NIOSH の職業性ストレスモデルと職場でのストレスケア

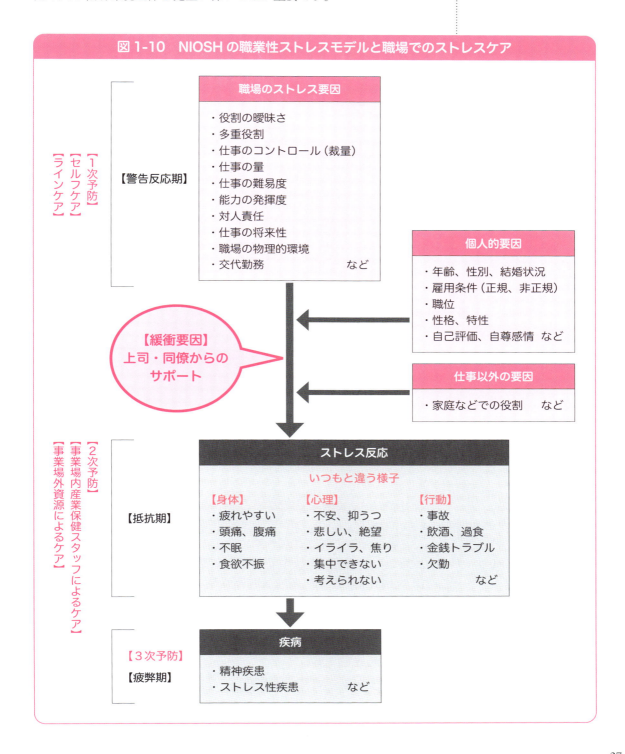

3 看護師のストレスとメンタルヘルス

1 看護師が感じるストレス

　働く人は多くのストレスを抱えています。仕事の量が多いこと、仕事で失敗できないという責任の重さ、高いレベルの仕事を求められることなど、業務そのものに関するストレスのほか、職場の人間関係にストレスを感じる人も多くいます[8]（図1-11）。

　看護師も65.4％もの人が仕事に関する強いストレスを感じています[9]（図1-12）。

　ストレス要因として最も多いのは仕事の量で、続いて仕事の質、職場の人間関係が挙げられています（図1-13）。

　職場の人間関係を悪化させ、ストレス要因となるハラスメントですが、パワハラを受けた相手**（パワハラをした人）は看護部門の上司**が最多で（図1-14）、これも職場の人間関係のストレスを増大するものといえます。

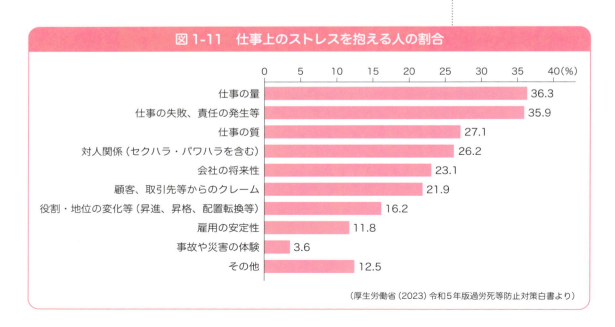

図1-11　仕事上のストレスを抱える人の割合

項目	割合(%)
仕事の量	36.3
仕事の失敗、責任の発生等	35.9
仕事の質	27.1
対人関係（セクハラ・パワハラを含む）	26.2
会社の将来性	23.1
顧客、取引先等からのクレーム	21.9
役割・地位の変化等（昇進、昇格、配置転換等）	16.2
雇用の安定性	11.8
事故や災害の体験	3.6
その他	12.5

（厚生労働省（2023）令和5年版過労死等防止対策白書より）

看護師として働くこととストレス 第1章

図1-12　今の仕事への強い不安、ストレス、悩みの有無

| ある 65.4% | ない 19.8% | わからない 14.9% |

（日本医療労働組合連合会（2022）より）

図1-13　仕事での強い不安、悩み、ストレスの要因

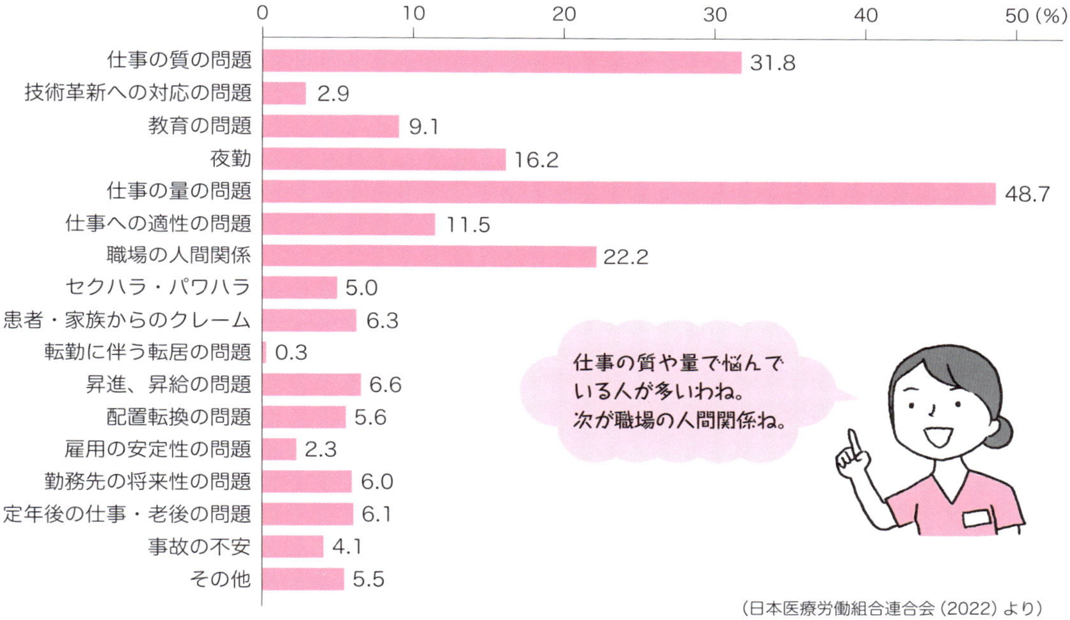

- 仕事の質の問題　31.8
- 技術革新への対応の問題　2.9
- 教育の問題　9.1
- 夜勤　16.2
- 仕事の量の問題　48.7
- 仕事への適性の問題　11.5
- 職場の人間関係　22.2
- セクハラ・パワハラ　5.0
- 患者・家族からのクレーム　6.3
- 転勤に伴う転居の問題　0.3
- 昇進、昇給の問題　6.6
- 配置転換の問題　5.6
- 雇用の安定性の問題　2.3
- 勤務先の将来性の問題　6.0
- 定年後の仕事・老後の問題　6.1
- 事故の不安　4.1
- その他　5.5

仕事の質や量で悩んでいる人が多いわね。次が職場の人間関係ね。

（日本医療労働組合連合会（2022）より）

図1-14　職場でパワハラを受けた相手

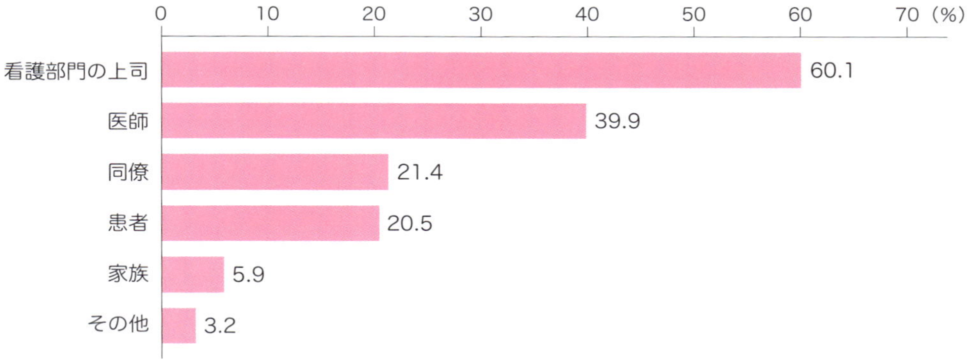

- 看護部門の上司　60.1
- 医師　39.9
- 同僚　21.4
- 患者　20.5
- 家族　5.9
- その他　3.2

（日本医療労働組合連合会（2022）より）

29

また、患者・家族からのクレームもストレス要因となっており、看護ケアだけでなく、患者・家族との関係性への配慮が求められることがわかります。
　さらに、夜勤は4番目に大きなストレス要因となっており、看護師という仕事の専門性と特殊性そのものが、ストレス要因となりうることを示しています。

　このようななかで、ストレスに関係するとみられる心身の自覚症状をもつ人も多くいます[9]（図1-15）。それをうけて、職場にメンタルヘルス不調を抱える人がいると答えた人は40.6％となり[9,10]（図1-16）、多くの職場でメンタルヘルス不調者への配慮やケアをしながら業務をしていることがわかります。
　働くうえで生じるストレスを完全になくすことは不可能ですが、ストレスとは何かを知り、対処することで、ストレスが不調や疾病に発展す

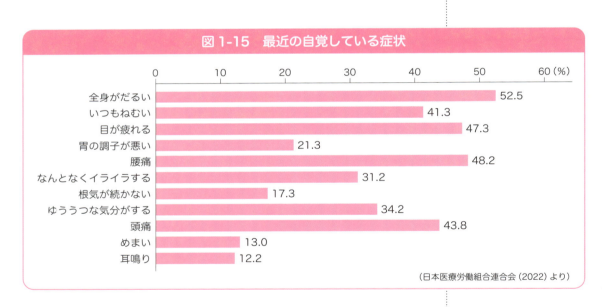

図1-15　最近の自覚している症状

（日本医療労働組合連合会（2022）より）

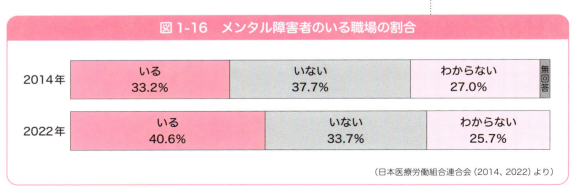

図1-16　メンタル障害者のいる職場の割合

（日本医療労働組合連合会（2014、2022）より）

るのを防ぐことは可能です。個人や職場全体で、ストレスへの対応を促進することが重要です。

2 看護職場でのストレスケア：1次予防、2次予防、3次予防

　メンタルヘルス不調をもちながら働く人や、不調者をケアしながら働く人が多いのですが、職場での**メンタルヘルスケアは、働く人（個人）と雇用主（組織・職場）両者の責任**において実現されるように規定されています。

　組織で働く際には、組織と個人が労働契約を結びます。そこでは、組織は労働者が安全に働けるように配慮する義務**（安全配慮義務）**があり、個人は労働力を提供するために自分の健康を管理する**自己保健義務**があります。これをもとに、雇用主には、労働者の健康の維持増進を目指した施策が求められます。

　しかし、医療分野ではその社会的意義や専門性の高さといった特殊性が強いために、医療機関は医療者を雇用する事業主であるという意識が薄く、また、医療従事者も雇用される労働者であるという意識が薄いという問題があります。そのため、労働基準法や労働契約法などの労働者を守るための法律で定められた労務管理や、労働者のメンタルヘルスケアが適切に実行されないこともありました。

　そこで医療者の働き方・働かせ方が問題視され、特に医師の働き方改革が2024年から実行されることになりました。これに伴い、タスクシフト・タスクシェアが推進されるわけですが、これまでも多忙だった看護師の業務内容や量、質に対する見直しが進み、専門性や信頼性が増す一方で、日々の業務ではさらなるプレッシャーやストレスも増すことが想像できます。そのため、職場でのストレスケアがこれまで以上に重要になります。

　職場でのストレスケアには1次予防、2次予防、3次予防があります（次ページの図1-17）。

　1次予防は、ストレスによるメンタルヘルス不調の発生を未然に防ぐことを目的とします。職場で起こりうるストレスに関する知識を得たり、ハラスメントや対人コミュニケーションについて学んで、職場全体で働

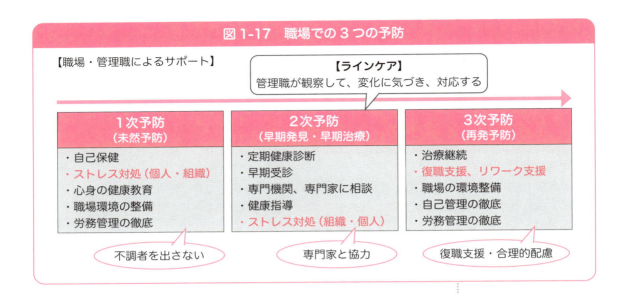

きやすい職場づくりに取り組んだりすることで、心身の健康の維持増進を図ることができます。

また、働く人には、自己保健義務があります。日頃から睡眠や食事、運動をバランスよく実施して身体的な健康を保持することや、ストレス対処法を実践して心理的な健康を保つことを、**セルフケア**といいます。セルフケアは職務を遂行するために必要であり、働く人自らが行う責任があるのです。

2次予防は、メンタルヘルス不調を早期に発見し、対応することを指します。本人によるストレス対処でストレスが軽減できない場合、早めに上司や産業保健スタッフに相談したり、受診したりすることで、不調の悪化を防ぎます。また、上司は部下がストレスを抱えて不調に陥っていないかに目を配り、不調が疑われる場合には声をかけて状況を把握し、必要に応じて産業保健スタッフ*(産業医、保健師、カウンセラーなど)につないだり、受診を促したりします。このような上司による部下へのケアを**ラインケア**といいます。

また、産業保健スタッフは、上司からの紹介がなくても、健康診断やストレスチェックなどを活用して不調者がいないかを確認し、必要な介入をします。これを**事業場内スタッフによるケア**といいます。

そして、必要に応じて、医療機関の受診を勧めたり、利用可能な**EAP**(従業員支援プログラム)がある場合には、その利用を勧めたりします。このような外部組織による不調者への支援を**事業場外資源によるケア**とよびます。

産業保健スタッフ：事業場内産業保健スタッフは、職場のなかで従業員の心身の健康の維持増進を図るための専門スタッフで、産業医、衛生管理者、保健師、心の健康づくり専門スタッフなどを指す。産業医と衛生管理者は、常時50人以上を雇用する職場で設置が義務付けられている。産業保健スタッフは、ストレスチェックや心身の健康に関する心理教育や面接指導、人事担当者や事業場外資源といわれる従業員支援プログラム(EAP)などとの連携により、従業員のケアを行う。

3次予防は、不調者が適切なケアや治療を受けられるように支援して悪化を防ぐことと、不調から回復した人の再発防止を目指します。また、不調で休職した人が、安心して復職するための準備や、復職後に安定的に働き続けられるようにサポートすることも、含まれます。

このほか、心身の健康づくりを積極的に行える職場の環境づくりを、**0次予防**とすることもあります。日頃から円滑なコミュニケーションをとって、互いに協力しあえる関係を築くこと、適切な勤務時間の管理によってワーク・ライフ・バランスをとりやすくするための制度をつくること、不調者を出さないためにカウンセラーの配置や、相談室、リフレッシュルームなどの環境整備の取り組みなども、0次予防に含まれます。

3 看護職場でのストレスケア：「4つのケア」

働く人には、自分自身の健康管理をする自己保健義務があり、これを**セルフケア**といいます。そして、雇用主にはそれを支える体制づくりとその実行が求められます。それには、**ラインケア**、**事業場内産業保健スタッフ等によるケア**、**事業場外資源によるケア**があります。これらを合わせて「4つのケア」とよびます（図1-18）。

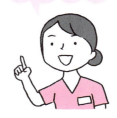

職場でのメンタルヘルスケアには、3つの予防と4つのケアがあります。

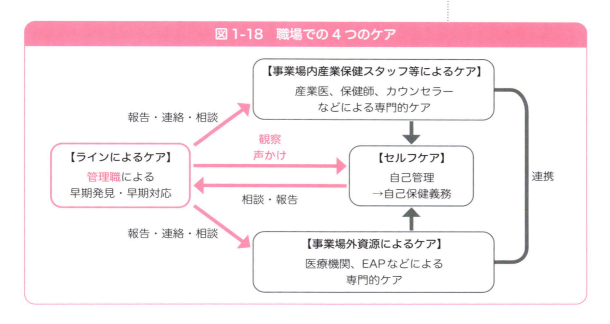

図1-18 職場での4つのケア

セルフケアは、働く人本人が自分自身の健康を維持、増進することです。日々の生活リズムを整えたり、ストレスをためないように休暇をとったり、趣味を楽しんでリフレッシュすること、ワーク・ライフ・バランスがとれるように時間管理することなども含まれます。また、メンタルヘルス不調に陥った人が、再発予防として認知行動療法を学んで、認知的ストレス対処法を実践することも、大事なセルフケアです（第5章参照）。

働く人のセルフケアを促進するために、雇用主は健康に関する教育や研修を行ったり、福利厚生プログラムを提供したりします。

ラインケアは、職場の上司（管理監督者）が、部下の健康状態を把握していち早く対応することや、不調のある部下に対する業務分担などの配慮、職場の環境調整や事業場内産業保健スタッフや人事担当者などの他部門と連携して当該部下への対応を図るなど、職場内での安全配慮義務を果たすことです。

管理監督者には、業務そのものの管理だけでなく、チームメンバーが安全に働けるために必要な健康面のケアや、ストレス要因を排除するための職場環境全体に対するケアが求められます。

また、不調者が休職・復職する場合には、本人と職場との窓口になるため、メンタルヘルス不調に関する知識やメンタルヘルス不調者への対応の仕方、メンタルヘルス不調者を安全に働かせるための配慮事項、職場の労務管理規定の理解も必要です。

ラインケアは、働く人の最も身近にあるケアであり、その実施によって部下のメンタルヘルスの維持、向上だけでなく、上司・部下関係の構築、職場の人間関係構築、モチベーションアップ、職場の活性化といった効果も期待されます。

事業場内産業保健スタッフ等によるケアは、その組織に属する産業医や保健師、カウンセラーなどが、不調者やその上司などに対して、専門的な視点によるケアをすることです。

健康診断の結果をもとに保健指導したり、職場の物理的な環境を整えたりします。不調者をもつ上司に対して、不調者への対応の仕方や職場でのストレス要因の特定や対応方法をアドバイスしたりします。また、不調者に治療が必要と判断された場合は、外部の医療機関などを紹介するなど、専門機関との橋渡し役にもなります。

事業場外資源によるケアは、EAP（従業員支援プログラム）などの組織

外の専門機関が、不調者やその上司などに関わり、第三者の視点で不調へのケアをするものです。上司や同じ組織内にいるスタッフには相談しにくいことでも、守秘義務のある外部の専門家には話しやすいといったメリットがあります。また、組織は従業員への健康の維持増進のためのサービスのひとつとして、EAP を提供できます。

4つのケアを組み合わせて、働く人と管理監督者、組織が一丸となってメンタルヘルスケアに取り組むことで、メンタルヘルス不調者の発生を予防し、万が一、不調者が出た場合にも、早期対応や適切な合理的配慮の提供や再発予防ができるようにしましょう。

4 職場のストレス状況をつかむ：「ストレスチェック」

ストレスチェックは、2015 年に開始された制度で、常時 50 人以上の従業員がいる組織には、年に 1 回の実施が義務づけられています。

ストレスチェックの第 1 の目的は、働く人が、自分はどの程度、働くうえでのストレスの影響を受けているかを確認し、**ストレスへの気づきを得る**ことです。

第 2 の目的は、個人のストレス状況を総合して、**組織集団でのストレス状況を把握**し、**職場環境の改善**に役立てることです。

ストレスチェックは、1 次予防や 2 次予防、セルフケアやラインケアにも、非常に有効です。

厚生労働省（2024）は、ストレスチェック実施にあたって、「職業性ストレス簡易調査票 57 項目」[11]（次ページの図 1-19）の使用を推奨しています。ストレスチェックでは、**①業務上の負荷、②心身の状態・症状、③周囲からのサポート状況を自己評価**します。

ストレスチェックの結果、ストレスを多く抱えている人を「高ストレス者」とよび、産業医と面談を行うことができます。ストレス状況によって、産業医は、本人に受診を勧めたり、職場に対して業務上の配慮を求めたりすることもあります。

また、個人によるストレスチェックの結果を職場ごとに集計し、ストレスチェックの集団分析ができます[12]（38 ページの図 1-20）。

図 1-19　職業性ストレス簡易調査票

A　あなたの仕事についてうかがいます。最もあてはまるものに〇をつけてください。

		そうだ	まあそうだ	やや違う	違う
1	非常にたくさんの仕事をしなければならない	1	2	3	4
2	時間内に仕事が処理しきれない	1	2	3	4
3	一生懸命働かなければならない	1	2	3	4
4	かなり注意を集中する必要がある	1	2	3	4
5	高度の知識や技術が必要な難しい仕事だ	1	2	3	4
6	勤務時間中はいつも仕事のことを考えていなければならない	1	2	3	4
7	体を大変よく使う仕事だ	1	2	3	4
8	自分のペースで仕事ができる	1	2	3	4
9	自分で仕事の順番・やり方を決めることができる	1	2	3	4
10	職場の仕事の方針に自分の意見を反映できる	1	2	3	4
11	自分の技能や知識を仕事で使うことが少ない	1	2	3	4
12	私の部署内で意見の食い違いがある	1	2	3	4
13	私の部署と他の部署とはうまが合わない	1	2	3	4
14	私の職場の雰囲気は友好的である	1	2	3	4
15	私の職場の作業環境（騒音、照明、湿度、換気など）はよくない	1	2	3	4
16	仕事の内容は自分に合っている	1	2	3	4
17	働きがいのある仕事だ	1	2	3	4

B　最近1か月のあなたの状態についてうかがいます。最もあてはまるものに〇を付けてください。

		ほとんどなかった	ときどきあった	しばしばあった	ほとんどいつもあった
1	活気がわいてくる	1	2	3	4
2	元気がいっぱいだ	1	2	3	4
3	生き生きする	1	2	3	4
4	怒りを感じる	1	2	3	4
5	内心腹立たしい	1	2	3	4
6	イライラしている	1	2	3	4
7	ひどく疲れた	1	2	3	4
8	へとへとだ	1	2	3	4
9	だるい	1	2	3	4
10	気がはりつめている	1	2	3	4
11	不安だ	1	2	3	4
12	落ち着きがない	1	2	3	4
13	憂うつだ	1	2	3	4

看護師として働くこととストレス　第1章

14	何をするのも面倒だ	1	2	3	4
15	物事に集中できない	1	2	3	4
16	気分が晴れない	1	2	3	4
17	仕事が手につかない	1	2	3	4
18	悲しいと感じる	1	2	3	4
19	めまいがする	1	2	3	4
20	体のふしぶしが痛む	1	2	3	4
21	頭が重かったり頭痛がしたりする	1	2	3	4
22	首筋や肩がこる	1	2	3	4
23	腰が痛い	1	2	3	4
24	目が疲れる	1	2	3	4
25	動悸や息切れがする	1	2	3	4
26	胃腸の具合が悪い	1	2	3	4
27	食欲がない	1	2	3	4
28	便秘や下痢をする	1	2	3	4
29	よく眠れない	1	2	3	4

C　あなたの周りの方々についてうかがいます。最もあてはまるものに〇を付けてください。

		非常に	かなり	多少	まったく ない
次の人たちはどのくらい気軽に会話ができますか？					
1	上司	1	2	3	4
2	職場の同僚	1	2	3	4
3	配偶者、家族、友人等	1	2	3	4
あなたが困った時、次の人たちはどのくらい頼りになりますか？					
4	上司	1	2	3	4
5	職場の同僚	1	2	3	4
6	配偶者、家族、友人等	1	2	3	4
あなたの個人的な問題を相談したら、次の人たちはどのくらい聞いてくれますか？					
7	上司	1	2	3	4
8	職場の同僚	1	2	3	4
9	配偶者、家族、友人等	1	2	3	4

D　満足度について

		満足	まあ満足	やや満足	不満足
1	仕事に満足だ	1	2	3	4
2	家庭生活に満足だ	1	2	3	4

（厚生労働省（2024）より）

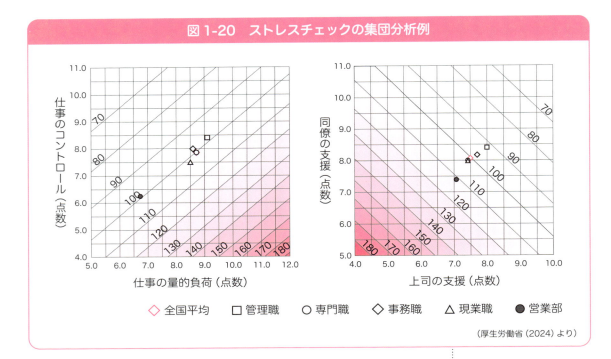

図 1-20 ストレスチェックの集団分析例

（厚生労働省（2024）より）

　集団分析では、たとえば看護部、薬剤部、臨床検査部などの部署ごとに職業性ストレス簡易調査票の項目を分析して、その部署ではどのようなストレスがあるのか、どのような状態にある人が多いのかを把握します。

　集団分析からわかった各部署の課題を改善することは、ラインケアや2次予防、3次予防に有効であり、管理監督者や組織全体の意識的な取り組みが必要です。

　医療・福祉施設でのストレスチェックの実施率を見てみると、従業員が50～99人で65.4％、100～299人で81.8％、299～999人で93.6％、1000人以上で100％となっており、職場の規模が小さいほど、実施率が低くなっています[13]。

　ストレスチェックをすることで、働く人一人ひとりが自分の状態に目を向けて、早めに対処する機会が得られます。ぜひ積極的に活用してください。

　なお、ストレスチェックでは、個人情報は厳密に保護されます。そのため、集団分析をする際には、ストレスチェックをした個人名等は明かされず、回答データだけが分析対象となります。

> ストレスチェックの集団分析は「量-コントロール判定図」、「職場の支援判定図」という2つの判定図を用いて行います。

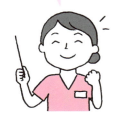

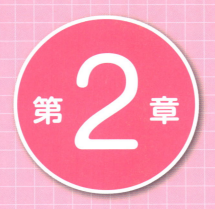

第2章 メンタルヘルス不調になった看護師へのケア

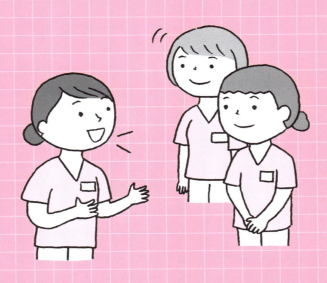

1 看護師のメンタルヘルス不調の原因

メンタルヘルス不調は、ストレッサー（出来事、環境など）を、本人がどう受け止めるか（本人の認知、対処）、助けがあるかどうか、といった条件の組み合わせによって生じます。

ストレス対処がうまくできなかったり、ストレスが長引いたり、助けが得られず孤立無援となったりすることで、本来もっていた**ストレス耐性が弱まり、心身の疲労が蓄積**してしまいます。疲労回復ができればよいのですが、それもうまくいかない場合、心身に様々な症状が出るようになります。

1 新人看護師のリアリティ・ショック

どんな仕事を選ぶのかは、資質や能力、価値観といった本人の特性だけでなく、その職業に対する社会的なイメージや、ロール・モデルとなる存在がいるかどうかといった、周囲の環境からの影響を受けています。看護学生から、実際に現場で働く看護師という立場になることで、それまでイメージしていた看護師像や看護業務と異なる現実に直面します。現実に直面しての衝撃が大きく、そのギャップに適応できない場合にはリアリティ・ショックが大きくなり、それ自体がストレスとなります。

新人看護師で**完璧主義、責任感、規範意識、自責、自立心や独立心から一人で問題を抱え込む、といった認知や価値観を強くもつ人は、リアリティ・ショックを大きなストレスととらえやすい**傾向があります[1]（表2-1）。

患者の命を助けたいという理想をもって難しい診療科を希望しても、想像以上の過酷さに知識が現場での行動に結びつかないこと、想定外の出来事が多いことなどから、スムーズに適応できないことは多くあります。

早く一人前になって患者や職場に貢献したい、先輩や上司の期待に応

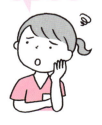

一人で問題を抱え込むと、ストレスは大きくなります。

メンタルヘルス不調になった看護師へのケア　第2章

表2-1　看護師の退職理由

カテゴリー	個別の退職理由	件数
業務不適応	急性期病棟に不適応 配属先と本人の適性とのミスマッチ 夜勤への不適応 多重課題への不適応	26
進路変更	保健師・養護教諭への転向 他の専門分野の病棟への転職	26
人間関係	職場・先輩看護師・指導者との人間関係が困難 職場でのハラスメント被害	19
体調不良	身体症状が出る	15
メンタル不調	生死に直面してメンタル不調になる 過酷な臨床現場に精神的疲労の蓄積	11
リアリティ・ショック	理想と現実のギャップ、臨床現場の過酷さ 職場が求める戦力と自分の能力のギャップによる困難感 責任の重さのしんどさ、命にかかわる仕事に恐怖	8
看護職不適応	技術力に自信が持てず看護職には向かないと自己判断 看護職に向いていないと自己判断	7
コロナの影響	新人研修が受けられない 友人と会えない、相談できない コロナ病棟に配属され、適応できなくなった コロナに罹患して出遅れた	5
ワーク・ライフ・バランス	残業が当たり前の風土への批判 自己のライフスタイルを維持できない	4
個人的事情	個人の事情	4
計		125

（「日本看護系大学協議会　2021年3月卒業生に対する就職後1年以内の退職者数に関する調査報告書」データをもとに筆者作成）

えたいという思いがあるからこそ、できないことに目を向けて、できるようにしなければ、と自分を追い立てます。できないことに焦るものの、日々の多忙さで学習が追いつかないというジレンマもあります。みんなと同じように定められたラダーをクリアしなければいけないというプレッシャーは、プリセプターや管理監督者からの直接的な言葉や態度からも伝わります。

　そもそも看護師という職業の実情を理解しないまま看護師を目指して就職したために、思い描いた理想の看護師像と実際の仕事のギャップ、つまり、**キャリアのミスマッチ**が起きていることもあります。

2 認知行動特性は人によって違いがある

　看護業務は患者の看護に関する問題解決をするものですが、問題解決のための思考法自体が身についていない場合、知識やスキルがあっても、それを適切に組み合わせて使いこなすことができません。**理想の看護とは何かはわかるけれども、今目の前にいる患者の状態に応じた最適解を導き出すための考え方がわからない**のです。

　できなければいけないことはわかるけれども、そのやり方がわからない場合、「勉強しなさい」「がんばればできるよ」「自分で考えて」などの**抽象的、あるいは根性論的な指導や指示を受けると、余計に途方に暮れてしまいます**。

　学習の遅れが、経験の少なさによって生じているものならば、徐々に解消されていきます。しかし、教科書的な知識を実際の患者さんを相手にする現場で使うために応用したり、以前経験したことを別の場面に当てはめて応用したり、様々な情報を組み合わせて状況を把握したりするといったことが苦手な人もいます。

　このような認知行動特性がある場合、仕事がうまく覚えられなかったり、仕事の幅を広げられなかったりするため、毎回、具体的な指示を求めたり、同じような質問を繰り返したりするので、指導する立場の人からは、いつまでたっても仕事を覚えられない人だと見られてしまいます。

　具体的で個別的な指示や指導が受けられないまま失敗が続くと、さらに、できない自分はダメだ、努力しても知識もスキルも身につかない自分はダメだと自責の念が強くなり、助けを求める気力もなくなってしまいます。それでも、最後の力を振り絞って出勤しますが、当然、業務は手につかず、さらに失敗を繰り返すといった、**プレゼンティズム**[*]の状態になります。

　このような認知行動特性は、発達障害傾向の人によく見られるもので、他者はどう考えるか、**他者の立場からはどう見えるか、といった多角的な視点による思考が苦手**といえます。

　また、個別性の大きなことに**臨機応変、創造的に対応することは苦手**ですが、その一方で、**規則的なこと、ルールに則ったことを繰り返し行うことは得意**です。本人がこのような特性があることに気づいていないこ

✱▮▮▮▮▮▮▮▮▮
プレゼンティズム：出勤しているにもかかわらず、心身の不調のために作業効率が上がらず、求められる役割が果たせない状態のこと。業務遂行だけでなく、労務管理上の問題にもなる。

とも多いため、みんなはできるのに、なぜ自分はできないのか、やれと言われて努力しているけれども、どうしてもうまくいかない、というストレスを抱えることになります。

　周囲がこのような特性に気づいて、適切な業務管理・労務管理をすることで、安定して働き続けられる可能性が高くなります。

　発達障害傾向に限らず、個人の心理的課題が認知行動特性に影響を及ぼしていることもあります。

　過度な完璧主義は強迫性障害にもつながり、自分の思うとおりにならないことや想定と違うことが起こること、またそうなるかもしれないという**予期不安**が高じて強い恐怖となり、そのこと以外考えられなくなる、ということもあります。

　生育歴に困難があった人では、対人関係のもち方に課題が残り、コミュニケーションや対人距離の取り方が不安定で、関わりにくい人という印象をもたれてしまうこともあります。

　これらの**個人的要因は、その人の性格、認知、行動に深く根付いている**ため、同じような出来事や同じような相手に対して、同じようなストレスをもち、同じような問題を起こすという、**パターンを繰り返す**ことがあります。本人は問題となるパターンやその原因を把握できていないため、適切な対応ができず、ストレスをためていきます。これをきっかけとしてメンタルヘルス不調となれば治療対象となりますが、そこに至らなくても、同じような問題パターンを繰り返す場合には、カウンセリングを受けるなどして、ストレスを増大させないことも大切です。

3　医療専門職が陥りがちなメンタルヘルス不調に対する間違った先入観

　リアリティ・ショックに対応できずに**アブセンティズム**＊が起きている場合、すでに不安感や焦燥感、抑うつ感、意欲低下といった精神症状があり、それに伴い睡眠の乱れや食欲不振、頭痛や手のしびれといった身体症状も発現しているのではないかと考えられます。心理的にはストレス対処ができなくなり、自己肯定感や自己効力感が低下して気力がなくなり、本来できることや、本来もっている能力や長所すら発揮できなくなっています。このような状況では、当然、メンタルヘルス不調・メンタルヘルス疾患として治療を受ける必要があります。

アブセンティズム：心身の不調から遅刻や早退、突発的な欠勤や1日から数日の欠勤が続く状態のこと。安定した出勤ができないために、信頼して業務の割り振りができないなど、組織としての業務遂行にも影響が出る。不調の状況に応じて、治療・休養に専念するために休職辞令が必要となる事例もある。

しかし、医療者だからこそ、自分は大丈夫とか、自分で何とかしなければと思って受診が遅れ、悪化することがあります。また、精神疾患をもつ患者への関わりで苦労した経験から、精神疾患に対する間違った印象や偏見をもつこともあり、自分が精神疾患にかかったことを認められず、受診や服薬に抵抗感をもつ人もいます。

また、自分は医療者であるというプライドから、メンタルヘルス不調のケアを受けることをよしとせず、ケアの対象となりたがらない人もいます。

適切な対応が遅れることで、症状が悪化したり長引いたりして、数日から数週間単位で出勤できなくなるアブセンティズムの状態になり、いよいよ長期的に休養が必要となって、休職に入ることになります。

4 病院という職場環境が原因となるストレス

看護の専門性とは関係ないと思えることに対応しなければならないことも、看護師として働くうえでの理想と現実のギャップを大きくするといえます。

たとえば、患者やその家族からのクレーム対応は、看護師のストレス要因となっています。業務上必要な指揮命令だとしても、過度な指導や叱責と感じることで、職場の人間関係に悩み、業務そのものよりも、職場の雰囲気にストレスを感じてしまうこともあります。部署異動したことで新しい知識やスキルを身につけなければいけないなど、仕事をするうえで避けられない変化に適応する必要もあります。

膨大な業務量を勤務時間内にこなさなくてはいけないプレッシャー、ワーク・ライフ・バランスのとりにくさ、看護師不足による労働条件の悪化、これらによる疲労の蓄積も、経験年数にかかわらず、多くの看護師にとってストレスになっています[2]。

それまで普通に働いていた人でも、ストレスによって感情が乱され、視野が狭くなって、物事に柔軟に対処できなくなるのはよくあることです。

メンタルヘルス不調は、大きなきっかけはなくとも、様々なストレス要因が重なることで発症します。早期発見、早期対処といった適切な対応をとることで、本人へのケアだけでなく、同僚に負担が広がることを避け、職場環境を整えましょう。

2 メンタルヘルス不調者を早期発見するしくみ

　ストレスを抱えた人のアセスメントは、各人にとってどのようなことがストレス要因になっているかという、【個人的側面】と、職場全体でストレス要因になることはないかという、【職場環境の側面】の2つの観点から行います。

　ただし、ストレスチェックは個人と組織の両面からストレス状況を把握しますが、ストレスチェックの個人回答は、本人の同意なく、職場の管理監督者が確認することはできません。そこで、**ふだん管理監督者が対象者と接するなかで、ストレス状況や不調に気づくことが重要**です。

1 管理監督者による声かけから始まるラインケア

　管理監督者は、部下が安全に健康に働けるように配慮する役割があり、これを**ラインケア**とよびます。部下の心身の変調に気づいて適切に介入することで不調の悪化を防ぐとともに、不調者を抱えることによる職場全体の業務不全を未然に防ぐことも、業務マネジメントの一環です。

　雇用主には働く人が健康に安全に働くためのケアや支援が求められており、これを**安全配慮義務**といいます。安全配慮義務を職場でタイムリーに実施するのが、管理監督者によるラインケアです。

　一方、働く人は労働契約に基づいて業務をするために健康を維持することが求められ、これを**自己保健義務**といいます。自己保健義務を遂行しても、環境要因がストレスとなって不調となることもあります。安全配慮義務とラインケア、自己保健義務という、それぞれの役割を果たすためにも、不調者の早期発見が大切です。

　いつもは明るく挨拶する人が、浮かない顔で無言ですれ違うとか、いつもは段取りよくスピーディーに業務をこなす人が、作業に取り掛かるのに時間がかかるとか、「あれ、ちょっと**いつもと違うな**」という違和感

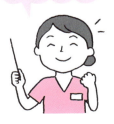

日頃からの声かけが重要です。

をもつことがあると思います。そのような違和感をもっても、自分の勘違いと考えて、個人的な問題として放置しがちですが、いつもと違うことが数日続いている場合には、ぜひ**声をかけて**みてください。

声をかけた結果、かぜ気味だったとか、生活上の軽微な心配事があったとかいうように、その原因がわかれば、本人も管理監督者も対応方法を見つけやすく、早期対応ができます。

2 個人的側面のアセスメント：メンタルヘルス不調者を早期発見する「Bio-Psycho-Social-Vocational」チェック表

1 個人の変化に気づくための視点

個人が働くことに関して、どのようなストレスを抱えているかを確認するために、**Bio-Psycho-Social-Vocational**の4つの側面から、その人がもつ働くための能力をチェックしてみましょう。

Bioは身体的状態、Psychoは心理的状態、Socialは対人コミュニケーションの状態、Vocationalは業務遂行の状態です。どんな職業でも、これらの能力をバランスよく運用することで、総合的な働くための能力が発揮されます（図2-1）。

Bio-Psycho-Social-Vocationalのバランスが崩れると、もともと本人がもっている能力を発揮できなくなり、ストレスが増大したり、問題解決を難しくしたりします。

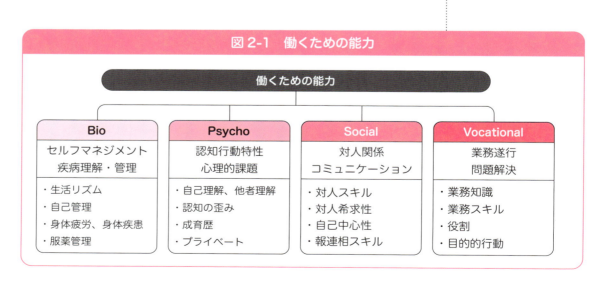

図2-1 働くための能力

【個人的側面】は、対象者の Bio-Psycho-Social-Vocational の４つの側面を観察し、これらのどこかに、あるいはいくつかに、これまでの本人と比べていつもと違うことがないかを確認します。

たとえば、新しい部署に異動になって新しい業務を担当することになった人の場合、「新しい業務に関する知識やスキルを身につける」という【Vocational】の課題が発生します。同時に、異動先で「新しい人間関係に慣れる」「その部署のやり方、ルールに慣れる」という【Social】の課題もあります。

早く仕事を覚えなきゃ、しっかりやらなきゃ、みんなに迷惑をかけてはいけない、間違えてはいけないという「不安や緊張、プレッシャー」を感じる【Psycho】の課題が起こり、仕事のことが頭から離れず、「眠れない」という【Bio】の課題も起こり得ます。

このように、ストレスに対応する時には、Bio-Psycho-Social-Vocational の４つの側面に変化が起こります。

また、仕事にストレスはつきものでもあり、出来事に適応するために一時的な不調があったとしても、本人の努力や周囲のサポートによって、ストレスを乗り越えて適応できれば問題ありません。しかし、適応に時間がかかったり、業務や職場とのミスマッチがあったりする場合には、ストレスが長引いて、各カテゴリーでの課題が顕在化してしまいます。それを放置すると、いよいよ気持ちが不安定となって【Psycho】、仕事が手につかず【Vocational】、人との関わりを避けるようになって【Social】、不眠、食欲不振、抑うつ感などの心身の症状【Bio】が発現し、治療が必要な精神疾患の診断に至ることもあります。

心身の不調が【Bio】に表れるまでには、【Psycho】【Social】【Vocational】の各側面に様々な不適応や不具合が起きています。不適応や不具合を見逃して、適切な対処ができないために、【Bio】としての症状が出てしまいます。そうならないために、**日頃から各人の Bio-Psycho-Social-Vocational の４つの側面の特徴を把握して、いつもと違うことはないかを確認**します。

本来は、【Bio】の症状が出る前に異変に気づき、不調が発現しないように手を打つことが必要です。

変化に早く気づくために、「Bio-Psycho-Social-Vocational の視点による

状態チェック表」(以下、BPSVチェック表)(表2-2)を参考に、ご自分の職場や気になる人の状況にあったチェックリストを作成するのもよいでしょう。

2 「Bio-Psycho-Social-Vocational」に表れる不調のサイン

【Bio】身体的状態

　メンタルヘルス不調の多くは、眠れない、食欲がない、疲れが取れないなどの、**身体的な不定愁訴**として発現します。周囲からは、疲れている

表2-2　Bio-Psycho-Social-Vocational の視点による状態チェック

Bio	基本的生活習慣	1 規則正しい生活ができている。 2 睡眠は十分とれている。 3 食事をとれている。 4 突発的な遅刻、早退はない。 5 整容は整っている。 6 ルールを守る。 7 仕事とプライベートを切り替えられる。 8 挨拶ができる。
	活動意欲	9 日中に眠気がある。 10 疲れやすい。 11 業務中に休憩をとることが多い。 12 作業に集中できない。 13 他者と協力できず、マイペースになる。 14 自分から同僚に声をかけられない。 15 自分から報告・連絡・相談ができない。
	セルフケア	16 適切に休憩をとれる。 17 休日には趣味などでリフレッシュできる。 18 不調があれば周囲に相談できる。 19 不調があれば受診できる。 20 相談できる家族や友人がいる。 21 自分にとってのストレスは何かがわかっている。 22 ストレス対処法をもっている。

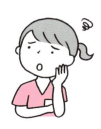

メンタルヘルス不調になった看護師へのケア　第**2**章

ように見える、ため息が多い、動きが緩慢、呼びかけに応答しない、上の空でぼーっとしている、ミスが増える、もの忘れが増える、約束を守れない、といった状態が観察されます。

　このような軽微な変化でも、数日から1週間ほど続くようならば、ストレスへの抵抗力が落ち、自分で対処できていない状態といえます。積極的に**声をかけて**本人がどんな状態かを確認し、心配事や不安を一人で抱え込まないように、**話を聞いて**みましょう。

　退勤後も仕事のことが頭を離れない、休日も仕事や職場のことが気になってリラックスできないということも、適切な休息が取れず、疲労を蓄積する要因になります。このように身体的な負荷が継続して不調が改善

Psycho	感情表出	23	出来事に応じた言語で表現できる
		24	出来事に応じた表情で表現できる。
		25	平静を維持すべき場面でも、感情表出が多い。
	認知行動	26	相手の話を曲解せずに理解できる。
		27	何事もネガティブに受け止める。
		28	何事も自分の都合のよいように受け止める。
		29	段取りよく業務を組み立てる。
		30	新しいことや初めてのことに挑戦できる。
		31	定型的な作業が得意。
		32	創造力がある。
		33	抽象的な考え方、表現をする。
		34	具体的な考え方、表現をする。
		35	他者の感情に気を使いすぎる。
		36	他者の感情を考慮するのが苦手。
		37	他者の依頼や都合を優先する。
		38	調整が必要になっても、計画どおりに進める。
Social	対人スタイル	39	社交的で、自分から積極的に人と関わる。
		40	個人プレーが得意。
		41	チームメンバーとして協力できる。
		42	リーダーシップがとれる。
		43	サポート役ができる。
	サポート	44	自分が困ったときに助けを求められる。
		45	自分が困ったときに助けを受け入れられる。
		46	問題に応じたサポート資源を利用できる。
Vocational	問題解決	47	指示を理解するのに時間がかかる。
		48	タイムリーに対応できない。
		49	知識不足を補うための努力ができる。
		50	合理的な推論、判断行動ができる。
		51	問題が起きても臨機応変に対応できる。
	役割行動	52	自分の責任を全うできない。
		53	自分の責任範囲以上のことをしようとする。
		54	必要十分や適切な範囲を理解できる。
		55	相手の要求に対して適切な行動がとれる。

されないと、さらに、遅刻が増える、残業が増える、無断欠勤がある、人との関わりを避ける、仕事中に涙を流す、興味関心の減退、集中力の低下などが発現し、仕事に取り組めなくなってきます。

【Psycho】心理的状態

　普段は気にならないような出来事も、ストレス過多状態ではネガティブに考えたり、必要以上に心を揺さぶられて悲しくなったり、不安になったり、焦り、怒りが強くなったりします。これは、出来事に対する受け止め方や考え方に**柔軟性がなくなり、主観的になりやすくなる**ためです。

　そのような状態になっていると、ふだんと同様に指示をしても、「自分ができていないから叱られた」「自分は役に立っていない」と自責的に考えて落ち込んだり、「なぜ自分ばかりに仕事をさせるのか」「自分だけ冷たくされている」などと他罰的になってイライラして、けんか腰になったりします。

　このような偏った考え方や主観的な考え方を、認知の歪みといいます。認知の歪みは誰にでもありますが、ストレス状態になるとその歪みがより大きく、極端になってしまいます。それに伴って喜怒哀楽などの感情も大きく感じられ、ストレートに表現されてしまうのです。

　また、対人関係の構築や維持に多大な努力が必要な人もいます。安定的な信頼関係を築きにくい**愛着障害***の傾向や、相手の気持ちや非言語コミュニケーションを読み取れなかったりする**発達障害**の傾向があることで、他者との意思疎通に問題が生じてトラブルとなり、心理的に不調となる人もいます。

　これらはもともとその人がもっている特性ですが、長時間一緒に過ごす上司や同僚との関係のなかでストレスが高じることで、その特性がより強調されて表現されやすくなります。苦手意識のある人に対して、普段ならば適度な距離をもって接することができるのに、ストレス状態の場合には、その人に会いたくない、話したくないと考えて、接触を避けることで仕事が進まなくなったりします。指示や指導を受けた場合に、その内容をよく吟味せずに反射的に、反抗的な態度をとったりすることもあります。

【Social】対人コミュニケーションの状態

　対人関係のもち方は、ストレス過多によって変化が起きやすいものです。もともと社交的な人でも、悩みや心配事がある時には気持ちや考えが内向きになって、人との関わりを避けたりします。

* 愛着障害：乳幼児期に母親や父親などの特定の養育者との安定した関係が築けないことで、広く他者との信頼関係が築きにくい、自分に自信がもてないといった心理社会的課題を抱えた状態。これが長引くと、学校や職場でも他者との関係構築が難しい、コントロールが難しいといった課題があらわれ、本人の生きづらさが増大し、社会活動に困難をきたすことがある。

メンタルヘルス不調になった看護師へのケア　第2章

　組織では**リーダーシップ***や**フォロワーシップ***といった役割を果たすことが求められますが、自分の役割を十分に果たせなくなったり、周囲と協力できなくなったり、困っているのに助けを求められなくなったりします。自分の仕事に自信がもてなかったり、多忙のために他の仕事を任されたくないと思ったり、ワーク・ライフ・バランスをとるために定時で帰宅したいと思ったりする場合にも、人との関わりを避け、自分の担当業務だけに集中しようとします。一方で、業務への不安から全てのことに指示やサポートを受けようと、他者との距離が近くなる人もいます。

　また、トップダウンの指揮命令によって萎縮したり、ハラスメントを受けたり、見聞きしたりすることで、他者とのコミュニケーションがとれなくなることもあります。これは本人の認知傾向だけでなく、**組織文化や職場環境、マネジメントの問題**によって、職場の**心理的安全性**（第5章参照）が確保されないために、個人の認知行動に影響を与え、人間関係に問題を生じさせているといえます。

　指示する／指示を受ける、サポートする／サポートを受ける、挨拶や雑談を含めた日常的なコミュニケーションをとるといった、仕事をするうえで適切な対人距離がとれることは、健康度を表す重要な指標になります。

　【Social】は、人と人の関わりが積み重なることでできる、**組織全体の問題**でもあります。ストレスの要因としての職場組織・職場環境にも目を向けることが大切です。

【Vocational】業務遂行の状態

　不安や心配事、業務への向き・不向きによって、業務遂行能力が十分に発揮できなくなります。それまでできていた業務なのにミスが増えたり、手際よくできなくなったり、作業に時間がかかるようになったりします。新しい業務を覚えられない、同じことを何度も確認するといったこともあります。

　このような変化は、ストレスによって集中力がなくなったり、心ここにあらずの状態になったりする場合が多いですが、【Psycho】と同様に、もともとの業務遂行能力に関わる特性が、ストレス状態で増幅されて出現しているという可能性もあります。

　たとえば、発達障害傾向がある人の場合、長年にわたって行っているルーティーン業務から担当が変わって新しい業務を担当することになり、どうしたらよいかわからないとか、引継ぎを受けたけれどもメモをとっていなくて、いざ一人でやることになった時にできなかったりする

---

*

リーダーシップ：組織やチームが目指すべき方針や目標を決定し、メンバーがそれぞれの能力を発揮してチームに貢献できるように指導や管理をする。このような統率力により、チームとしての成果を出すこと。

フォロワーシップ：リーダーが示した方針や目標を理解し、チームのメンバーとして積極的に自らの役割を果たしながら、リーダーやチーム全体の動きをサポートすること。組織として成果を出すには、リーダーとフォロワーが互いの立場や役割を理解し、尊重し合い、協力し合うことが重要である。

ことがあります。本人は努力しているのですが、どうしてもうまくできず、自信をなくして抑うつ的になり、他の業務も手につかなくなることがあります。

仕事の仕方、仕事の引き受け方、新しい仕事への適応の仕方など、いつもの本人ならできるはずのことができない時には、看過せずに、**いつもと違うことに着目して、よく観察**してください。

3 職場環境のアセスメント：職場のストレスを早期発見する「職場環境チェックリスト」

ストレスは本人要因と環境要因など、様々な要因が重なって発生します。本人のストレス耐性が高くても、業務内容や量、職場の人間関係や就労条件、働く場所や道具などの条件などのストレスが大きい場合、メンタルヘルス不調に陥ってしまいます。働く人のストレスを改善したい場合、環境要因の課題を検討する必要があります。

職場は様々な役割をもつ人が協力しながら、それぞれの役割に応じた業務を遂行し、共通の目標を達成する場所です。同時に、その職場で業務をするための知識やスキルを伝承し、自分や自分以外の人が切れ目なく業務を提供できるようにする必要もあります。そのため、管理監督者は後進を指導して教育し、後進は教育を受けながら自分の学習を深めます。

このような上意下達による教育は効率的であると同時に、硬直化した上下関係が一方的な価値観の押し付けや、偏った常識意識の押し付けが起こる危険もあります。

業務に必要な管理監督にともなう上下関係やヒエラルキーは、指揮命令系統の徹底という観点から必要ですが、業務の必要範囲を超えて硬直化した関係性が固定してしまう場合、風通しの悪い組織を形成しやすくなります。このような職場での人間関係は、看護師同士だけでなく、指揮命令を受ける医師との関係や、共に働く他職種との関係、患者やその家族との関係のなかでも起こり得ます。

働きやすい職場環境かどうかは、休憩時間や休憩室の適切な確保などの物理的な条件だけでなく、**管理監督者によるマネジメントのあり方や人間関係、個別性に応じた合理的配慮、適切な人材育成などの、心理的**

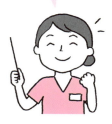

チェックリストで職場の環境を確認してみましょう。

メンタルヘルス不調になった看護師へのケア　第2章

表 2-3　職場環境チェックリスト

【物理的環境】	働く場所は機能的に整理整頓されている。
	備品管理などが徹底されている。
	休憩室が整備されている。
	個人のロッカーなどが整備されている。
【労務管理】	休憩時間は確保されている。
	交代勤務やインターバル勤務は適切に運用されている。
	育児や介護に関する配慮がされている。
	育児・介護に関わらず、ワーク・ライフ・バランスがとれるように配慮されている。
	特定の人に業務の過多が生じないよう、合理的配慮がされている。
	公平な業務分担がされている。
	昇進・昇格・昇給が適切に行われる。
	人事評価は公平に行われる。
	ハラスメントなどの懸念がある場合、適切な介入がされる体制がある。
【心理的安全性】 （第5章参照）	**①管理監督** 個別性に配慮した声かけや関係構築を行っている。 誰でも臆することなく意見を表明できる。 誰の意見でも、まずは傾聴する。 誰でも自由に意見交換できる。 課題解決の可能性を狭めないため、様々な意見を持ち寄って検討する。 新奇的発想でも否定や拒否せず、検討してみる。 モチベーションの維持向上に配慮している。 ハラスメントと必要な指導・教育を区別できる。 公平、自由闊達、目的的な関係を構築できる。
	②教育体制 ラダーの達成などに関する評価基準が明確で合理的。 業務評価は客観性が担保されている。 教育計画どおりでない場合、個別性にも配慮できる。 学ぶべきことが明確である。 指導者によって指導内容や指導方法、求める達成レベルに大きな差がない。 一方的でなく、指導者・被指導者の双方向コミュニケーションがとれる。 ジョブローテーションは合理的、公平に行われる。
	③他職種との関係 相互に相手の専門性を理解している。 相手の専門性に敬意を払う。 相互に専門性を発揮できる。 専門性に基づいて、率直に意見を言い合える。

安全性にかかる条件に大きく左右されます。

　心理的安全性は、職場での役割や役職にかかわらず、必要な意見を言い合い、聴き合えること、それに基づいて相互の存在を尊重しながら、共に問題解決できる関係のなかで成立するものです。

　働く人が必要な意見を自由に表明し、問題があればみんなで協力して解決できる組織は、心理的安全性が高く、みんなが生き生きとそれぞれの役割を果たすことができます。仕事にストレスはつきものですが、失敗を過度に責められることなく挽回の機会を与えられたり、必要な指導やサポートを受けられたりすることで、個人もチームもその**失敗から学ぶ**ことができます。自分やチームが失敗から学ぶことは、チームの凝集性を高め、ともに目標に向かって協力できるという組織文化を形成し、心理的安全性を強化します。

　このような心理的安全性が確保された関係性の構築に影響を与えるのは、組織をマネジメントする経営者をはじめとする、管理監督者の考え方や行動です。管理監督者が業務遂行や職場の人間関係、人材教育などについて、どのような価値観をもってそれを体現しているかは、その組織の文化として職場全体に行き渡り、その部署、そのチーム、その病院らしさを形成します。そして、その病院らしさは代々受け継がれ、その病院での常識となっていきます。

　よい文化だけが常識となればよいのですが、多くの人にとってよくない文化でも、トップダウン式の経営やヒエラルキーによる業務の硬直化といった土壌がある場合、一部の人にとって都合のよい文化が定着することも多くあります。また、改善した方がよいとわかっていても、日々の忙しさで手が回らなかったり、改革や革新することへの反対や反抗がありそうだと思って躊躇したりして、不都合や不便に耐えていることも多くあります。このような環境では、各人がのびのびと能力を発揮して、必要なことを十分に行えなくなって、働き甲斐ややりがいをもてなくなってしまいます。このような組織文化は、働く人にとって大きなストレスです。

　働く環境にストレスの発生要因がないか、前ページの表2-3の職場環境チェックリストで確認してみましょう。

3 メンタルヘルス不調者への管理監督者の対応

　いつもと違う、何となく気になる人がいた場合、また、他のスタッフから心配や相談の声があがる人がいる場合、どのような対応をしたらよいでしょうか。

　メンタルヘルス不調が疑われる人が発生した際のラインケアでは、管理監督者による対象者への「個別対応」と、職場としての「組織的対応」があります。

　いずれの対応でも、対象者の個人情報に注意することや、管理監督者が問題を抱え込まないことが重要です。

1 管理監督者による個別対応

1 声をかける

　メンタルヘルス不調は、身体的な変化から気づくことが多いものです。顔色が悪い、ため息が多い、疲れて見える、動きが緩慢といったことは、周囲からも観察できます。そのような変化が見られたら、眠れているか、食事はとれているか、疲労度をどう感じているか、といったことを本人に確認してみましょう。このような身体的な変化は、多忙やがんばりすぎた結果として誰にでも起こることであり、不調が疑われる本人にとっても、受け入れやすいものです。

　しかし、そのような身体的不調の原因が対人関係や業務不適応などの心理的ストレスである場合、本人はストレスを抱えていることを否認しがちです。

　また、ストレスの初期段階では、業務や職場の対人関係、プライベートでの悩みなどを抱えている場合でも、それを明確に自覚していることは少ないものであり、また、自分がストレスを抱えて苦しんでいることを認

めない、つまり、ストレス反応の抵抗期として、自分で何とかしようともがいている段階であると考えられます。

そのような時に、ストレートに、何が大変なのか、何に困っているのかを聞いても、「大丈夫です。問題はありません」と答えられてしまいます。

そして、自分が心配されていることがわかると、本人は不調を隠すようになり、助けを求めなくなり、問題を抱え込み、さらにストレスを増大させていきます。このように本人が助けを求めない態度を形成してしまうと、管理監督者や周囲の人は本人との接触をもてなくなって、それ以上の対応ができなくなってしまいます。

そうならないために、**本人も自覚しやすく、肯定しやすい、体調面の不調にフォーカスして声かけ**をします（図2-2）。

たとえば、

「最近、疲れているように見えるけど、ちゃんと眠れてる？」

「今月はいつもより残業が多いみたいだけど、家に帰ってからゆっくりできてる？」

「お昼ご飯をささっと済ませているみたいだけど、きちんと食べられている？」

など、客観的に変化が見えやすく、本人も「見られていたんだ（見てくれていたんだ）」と思えるような話題を探してみましょう。

② リフレッシュさせる

日頃から声かけをしておくと、繁忙期などで一時的に疲労がたまっていたり、生活上の変化がストレスとなって通常の勤務がしんどかったりするという段階で、**いつもと違う様子にいち早く気づく**ことができるでしょう。

変化に気づいたら、疲労やストレスの原因を【Bio】【Psycho】【Social】【Vocational】のカテゴリーで検討し、それらのどこに、どんなつまずきがあるかを、現実的なレベルで特定しましょう。

検討の結果、身体・心理的な症状が軽度で、業務能力や職場の人間関係に大きな問題はない場合には、がんばり続けて心身ともに疲弊して本格的な心身症状が発現する前に、数日から1週間程度休んで、リフレッシュさせるのもよいでしょう。

このような判断をする場合には、有給休暇の残日数や就労規則などを確認するためにも、**産業医や産業保健スタッフや人事担当者と、不調者**

図2-2 声かけの例

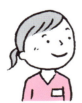
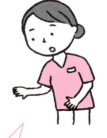

- 最近、疲れているみたいだけど、週末は休めてる？
- 最近、残業が多いみたいだけど困っていることある？
- いつもより仕事が進まないみたいだけど何か気になることがある？
- 最近、何か変わったことあった？
- いつもより○○みたいだけど何かあった？
- ご飯食べられてる？
- 元気ないみたいだけど、最近、寝られてる？
- ご家族と話せてる？

（本人が話してくれたら）

そうだったのか。教えてくれてありがとう。
寝られないとつらいよね。
がんばったら疲れるのは当たり前だよ。
がんばりすぎで体調崩すといけないから、

①専門家へリファー：受診・産業医に相談・カウンセリングしてみたら？
②配慮の相談：仕事をするうえで、何か配慮・協力してほしいことはある？
③チーム支援：産業医に相談しようと思うけど、いいかな？

が発生していることを情報共有しておきます。

　なお、このような情報共有によって本人の不利益が生じないことは、職場全体で確認しておくべきことです。

❸ 受診や相談を促す

　本人が睡眠や食欲、疲労などの体調面の不調があることを自覚していれば、体調管理のために受診することを勧めやすくなります。身体的な問題ならば受診して専門的な治療につながりやすく、身体疾患へのラインケアとして、ケースへの介入が終了することもあり得ます。医療機関での治療につなげられれば、主治医がストレスの原因を特定して、カウンセリングなどにつないでくれることもあります。

　管理監督者やプリセプターの先輩、同僚に相談するのは、心理的なハードルが高いと感じる不調者も多くいます。その場合、産業医や保健師、カウンセラーなどの**事業場内産業保健スタッフ**がいれば、そちらに相談するように促しましょう。

　また、職場が**EAP（従業員支援プログラム）**と契約している場合、守秘義務のある外部の専門機関に相談できることを伝えるとよいでしょう。

　管理監督者として、自分自身が不調者に直接対応しなければならないと思うかもしれませんが、不調の原因によっては、EAPやカウンセリングルームなど外部の専門家を活用して不調者のケアをすることが、職場のメンタルヘルス対策として有用です。外部の専門家に対応を依頼した際にも、本人の日々の様子を観察したり、受診や相談の状況を確認したりして、本人の体調やストレス、業務遂行の様子を把握しておくことが大切です。

　なお、本人の不調への介入が必要と判断されるにもかかわらず、**本人が受診や相談をかたくなに拒否**することがあります。その場合、職場でできる業務軽減などの措置をとりながらサポートを続けることになります。

　それと並行して、産業医や人事担当者と本人の状況や経過を共有して、管理監督者が本人にどのように関わるか、産業医や人事担当者がどのように関わるかを、相談しておきます。

　職場でのサポートをしても不調が改善せずに業務に支障が出る場合には、職場全体の安全を確保する必要があることや、本人には自己保健義務があることを示して、管理監督者、産業医、人事担当者などが役割分担

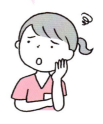

問題があっても、本人が受診や相談を拒否することもあります。

メンタルヘルス不調になった看護師へのケア　第**2**章

しながら、積極的に介入することになります。

❹　業務をサポートする

　業務上の負荷がストレスになっている場合、**管理監督者の責任の範囲で、業務軽減などの配慮**ができます。まずは本人の体調を確認して、勤務を継続できそうだと判断された場合には、どんな業務が、なぜ負担になっているのか、どのようなサポートがあれば業務を継続できそうなのかを、**本人とともに検討**します。

　「業務量が多くて大変です」と表現されていても、単純に一日でこなさなければならないタスクの数が多いために勤務時間内で終わらない、残業せざるを得ないという物理的な問題と、その人が業務が多いと感じているという主観的な問題では、対応の仕方が異なります。

　物理的な問題ならば、担当する業務量を軽減することで、本人が一つひとつの業務にじっくり取り組めるようにして、徐々に本人の疲労感を軽減し、業務への意欲や自信を取り戻すことが期待できます。

　一方で、物理的な問題として業務量を減らしても、業務負担感が軽減されない場合を含めて、主観的な問題では、なぜそう感じるのかを、**本人の立場から**分析する必要があります。なぜ業務が大変だと思うのかを掘り下げていくと、業務の優先順位がつけられない、業務の段取り・手順がわからないといった業務遂行【Vocational】の問題があったり、報告・相談・連絡のタイミングや方法がわからない、上司や先輩、同僚との相性のといった【Social】の問題、みんなはできているのに自分だけできない、何度も同じことを注意されて行き詰まっているといった劣等感や焦りといった【Psycho】の問題があったりします。

　業務の優先順位がつけられない人の業務を減らしても、優先順位のつけ方がわかるようにはならないので、業務の負担感は軽減されません。かえって「業務を軽減してもらったのに、やっぱりできない。自分はこの仕事に向いていないのだ」と余計に落ち込んで、【Psycho】に悪影響となることもあります。そのため、優先順位のつけ方を教える、業務の進め方のマニュアルを作るなどの、具体的な対策が必要です。

　このように、なぜ**業務を負担に感じるかの原因を、個別性に応じて把握する**ことで、業務遂行を阻害する要因を解消するためのアプローチがしやすくなります。

特定の人の業務を軽減すると、その分の業務は同僚や管理監督者が分担することになり、新たに業務の負担を感じる人も出てくるでしょう。そのため、なぜ、どのような業務を、どう分担するかを、業務分担する人や職場全体に周知する必要があるかもしれません。職場全体のモチベーションを低下させず、チームの凝集性を維持するために、不調者の個人情報保護の原則を守りながら、**業務を分担する人が、なぜ業務が増えるのかを知る権利**にも配慮することも重要です。

2 産業保健スタッフや人事担当者などを含めた組織的対応

管理監督者が受けもつ職場内でのケアをしても、思うように不調が改善せず、業務遂行が困難になることもあります。その際は、一人で抱えず、産業医や産業保健スタッフ、人事担当者に、どのように対応したらよいかを相談し、**組織で対応**しましょう。管理監督者が行うラインケアの範囲を確認して、職場での対応を続けるのか、産業医面談を実施して就業規制の要否を判断するのかなど、関係者がそれぞれの立場から、必要な対応を検討できます。

職場は本来、それぞれの人に期待される役割を、期待されるレベルで実行する場所です。それぞれの事情によって合理的配慮がされるとしても、職場にとって過剰な負担となる配慮までは求められていません。**必要な合理的配慮は何か、過剰な負担となる配慮は何かも、組織全体のコンセンサスをとっておく**ことで、適切な対応ができます。

1 休職を検討する

本人が受診した結果、主治医から休職が必要であるとの診断書が提出されることがあります。休職診断書は人事担当者や産業医とともに確認し、就業規則に則って、休職手続きを進めることになります。

一方、出勤はするけれども業務ができないプレゼンティズムや、短期間の欠勤を繰り返すアブセンティズムの状態が長期化する人もいます。これによって職場での業務に大きく支障が出る場合には、**産業医から主治医に、期待される業務遂行ができていない状況を伝え、治療の参考にしてもらう**ことがあります。また、産業医面談で本人の状態を確認したうえで、休職命令を出すことも検討します。

その際には、安定的に出勤できないにもかかわらず、なぜ本人が業務継続にこだわっているかを確認することで、状況を打開するヒントが得られます。不調でつらいけれども、自分の仕事に強く責任を感じていたり、周りの人に申し訳ないと思っていたり、業務を中断することで自分のキャリアに傷がつくと思っていたり、これくらいのことで弱音を吐いてはいけないと思っていたり、できない自分を認められないためにがむしゃらにがんばらねばと思っていたりします。

このような【Psycho】に関するストレスを自分でため込むことで、八方ふさがりになって、休むことも、働くことも十分にできない状況が膠着してしまうのです。

認知や感情にまつわる【Psycho】の問題が大きくなっている場合、本人が休職に同意しないことがあります。ストレス状態にある時には、認知や感情【Psycho】を柔軟にしたり、それをコントロールしたりすることは難しいものです。身体症状【Bio】や業務遂行の不十分さ【Vocational】に懸念や問題があることや、それによって職場の安全な業務遂行が阻害されうる懸念を中心に伝えることで、本人に休職の必要性を理解してもらいます。

② 本人の自覚を確認する

組織として休職を勧める場合でも、まずは本人の意向を確認することが重要です。その際には、メンタルヘルス不調があることに配慮しながら、業務を継続できるかどうかに焦点を当てて話を進めます。

治療を続けながら、配慮があれば十分に業務ができている場合は、配慮を減らしていくには何が必要か、どんなペースで配慮を減らしていくかを、本人と確認します。**体調管理しながら、期待される役割を果たして業務遂行することが、十全に働ける状態**です。いつ頃その状態に回復できるのかの目安を、本人と管理監督者が共有できれば、引き続き配慮を提供してサポートしていきます。

一方で、回復の目途が立たない場合は、治療と休養に専念することを検討します。これには、期待する回復が見込めないことや、配慮を続けることが職場にとって過度な負担になることを、具体的に説明する必要があります。

そこで、本来、本人に期待される業務内容やレベルを一覧にして、それに対する現在の遂行状況、配慮の内容と配慮を受けての遂行状況を比較

します。

　この時、本人の自覚と管理監督者による評価が一致せず、このずれについて話し合っても、両者の共通理解が醸成できないこともあります。本人の不調が話し合いを難しくしている可能性もありますので、話し合いがうまく進まないという事実を記録して、産業医や人事担当者と共有します。

③ 休職に向けた準備

　本人の状態を見ながら業務軽減やリフレッシュのためのお休みを継続しても、改善が見られない場合、本格的な休養が必要となります。本人も回復に向けて努力している時に、それを中断して休養に専念せざるを得ないことは、なかなか受け入れがたいものです。しかし、本人の安全や職場全体の安全の確保のためには、本人を休職させる判断が必要となります。職場の判断で休ませたいと考える場合には、管理監督者が産業医や人事担当者に相談して、本人の理解を得ます。

表 2-4　休職を勧めるかどうかの検討項目　例

Bio	遅刻、早退、欠勤の割合
	急な遅刻、早退、欠勤がないか
	休憩時間は適切か
	担当業務をミスなくこなせるか
	業務に集中できるか
	計画的に業務を進められるか
	定期的に受診しているか
	適切な服薬ができているか
Psycho	体調を、自分で理解しているか
	求められる業務内容やレベル、役割を理解しているか
	業務遂行の状況を、自分で理解しているか
Social	体調や業務について、適切に相談しているか
	サポートを受け入れられるか
Vocational	配慮のもと、期待される業務を主体的に実行できるか

管理監督者が休ませたいと考える理由を説明することになりますが、表2-4のような項目について、本人の様子を整理しておくとよいでしょう。

　遅刻、早退、欠勤の割合が、どのくらいになったら休職を勧めるのか、全体としてどの程度不備があったら休職を勧めるのかなど、それぞれの職場や業務に応じて**判断基準を設定しておくことで、個別性への配慮とともに、組織としての一貫した判断や対応ができる**ようになります。

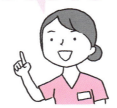

休職を勧めるかどうかの判断基準を設定しておくといいですね。

4 メンタルヘルス不調者をケアするときの管理監督者の心構え

1 ルールに従った一貫性のある対応

　メンタルヘルス不調では、疾病性と個別性、そこから派生する事例性（職場環境や労務管理）への配慮が求められます。そのため、メンタルヘルス不調の問題がどのように表現されているかを、適切にアセスメントする必要があります。それに役立つのが **Bio-Psycho-Social-Vocational** の視点です（図2-3）。

　メンタルヘルス不調は、Bio-Psycho-Social-Vocationalのどこかに問題が生じ、それがストレスとして蓄積されることで発生します。

　ストレスが疾病性、つまりメンタル疾患の症状として表現されている場合には、メンタル疾患の治療が優先されます【Bio】。

　ストレスの原因が本人の認知行動特性や成育歴といった個別性によるものである場合には、心理的なケアが必要となります【Psycho】。

　また、ストレスが勤務態度や周囲との人間関係、勤怠管理の問題として表出されている場合には、職場の環境調整や労務管理の観点からの介入が必要となります【Social、Vocational】。

　メンタルヘルス不調を発端とした問題が、疾病性、個別性、事例性のどこに最も大きな影響を与えているかを判断し、治療、心理的ケア、人事労務的介入のどれが優先されるべきかを検討します。

　同じ適応障害の診断でも、その症状は個人によって異なります。なかでも、どうして適応障害に至ったのかという背景、つまり、その人のストレス耐性、認知行動特性、生育歴による影響などは、まったく異なります。これらの違いに対する合理的配慮の提供は、ラインケアや労務管理上、必要なことです。

　しかし、個別性へのケアにばかり目が向くことで、不調者ごとの対応にばらつきが出ることがあります。配慮を受ける人にとってはありがた

図 2-3 メンタル不調のアセスメント・フレームワーク

働くための能力

Bio	Psycho	Social	Vocational
セルフマネジメント 疾病理解・管理	認知行動特性 心理的課題	対人関係 コミュニケーション	業務遂行 問題解決
・生活リズム ・自己管理 ・身体疲労、身体疾患 ・服薬管理	・自己理解、他者理解 ・認知の歪み ・成育歴 ・プライベート	・対人スキル ・対人希求性 ・自己中心性 ・報連相スキル	・業務知識 ・業務スキル ・役割 ・目的的行動

ストレス

【疾病性】（治療）
・発達障害
・精神疾患
・若年性認知症

【個別性】（ケア）
・生育歴
・知能、人格
・認知、価値観
・発達段階

【事例性】（労働環境・労務管理）
・対人トラブル
・業務不履行
・勤怠

疾病性、個別性、事例性のどこに最も大きな影響を与えているかを判断し、治療、心理的ケア、人事労務的介入のどれが優先されるべきかを検討します。

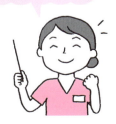

いことですが、配慮を提供する周囲の人には、どのような配慮が、なぜされるのかがわかりにくく、それに関するもやもや感が不公平感や不満に発展することも懸念されます。

　不調者に必要な配慮をしつつ、職場全体でのサポートが円滑に行われるために、不調者にどのような対応をするのかの基準を設けておくとよいでしょう。

1 **支援フローの策定**

　不調者が発生した場合に、誰が、いつ、どのように行動するのか、誰が、何を判断するのかを、決めておきます（図2-4）。

2 **検討事項・配慮事項のとりまとめ**

　さらに、メンタルヘルス不調は客観的に観察できる状態と、本人が主観的に感じる状態が異なるため、どのような不調が、どのようなレベルで発生しているのか把握するのが難しいことがあります。そのため、一般的に検討すべき事項と、それへの配慮をまとめておきます（表2-5）。これらをふまえ、**メンタルヘルス不調者への対応マニュアル**を作成し、就業規則とともに活用するとよいでしょう。

2 メンタルヘルス不調者への偏見のない対応

　医療者、特に精神疾患者に関わる人は、患者としての精神疾患者への

表2-5　検討事項・配慮事項　例

	検討事項	配慮事項	対応者
Bio	勤務時間	残業規制	産業医
	体力減退	休憩時間の確保	産業医
	受診スケジュール	遅刻・欠勤・早退の許可時間の確保	産業医・人事
	ワーク・ライフ・バランス		
	カウンセリングの利用		
Psycho	不安や孤立感	日常的な声かけ	管理監督者
	自信喪失	成果のフィードバック	
	感情コントロール	日常的な観察	カウンセラー
Social	日常コミュニケーション	状態観察と心理的安全性確保	管理監督者・職場
	業務の報告・連絡・相談	打ち合わせ時間の確保	管理監督者
Vocational	担当業務の量	勤務時間や状態に合わせた調整	管理監督者
	担当業務の内容・レベル		
	業務の相談相手	日常的な業務遂行	現場での業務指導者
		配慮の要否	管理監督者

第2章 メンタルヘルス不調になった看護師へのケア

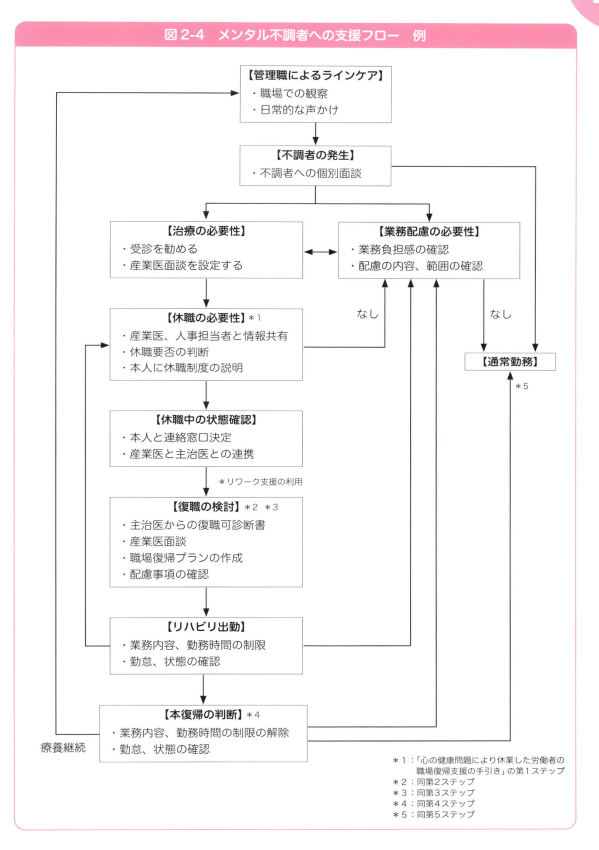

図2-4 メンタル不調者への支援フロー　例

対応・ケアには慣れているでしょう。一方で、その特性としての病状安定の難しさや対応の難しさを、実体験として理解しているからこそ、職場の同僚に対してそのような対応が必要となった場合、心配や驚き、業務を任せられないといった負担感、どんな行動をとるのか予測不能であるとの信頼のおけなさなど、様々な感情をもつのも自然なことです。

　しかし、疾患を抱えながらも業務ができる人もいれば、自立して生活ができる人、生活の大部分にサポートが必要な人もいるなど、精神疾患の症状や状態は人それぞれです。メンタルヘルス不調と表現される精神疾患が、業務や生活において、その人にどのような影響を及ぼしているかを現実的に理解することで、**偏見や先入観を払拭して、合理的な対応ができる**ようになります。

　働くうえでのストレスによってメンタルヘルス不調になることは、誰にでも起こりうることです。日頃、気丈に業務をこなしている人でも、かぜをひいたり、年齢的な体力の衰えを感じたり、業務でうまくいかないことや苦手なこと、人間関係のつまずき、プライベートでの悩みなど、様々なストレスを抱えています。

　メンタルヘルス不調は弱い人、ダメな人がなるものではありません。多くの場合は、がんばりすぎたり、がんばり方がわからなかったりする人が、助けを求められず、あるいは、積極的に助けてくれる人が周りにいないために孤軍奮闘して、疲れ切ってしまった結果なのです。

　働くうえでのストレスや、生きて生活する人間としてのライフ・ステージやライフ・イベントのストレスが積み重なってしまった時に、対応しきれず不調をきたすのは当然のことです。

　その不調が身体的なものなら周囲の理解が得やすく、メンタル的なものだと、本人の努力が足りない、本人の能力不足などと、本人だけのせいにされやすくなり、周囲が理解を示しにくくなるということが起こります。しかし、このような考え方や対応は、メンタルヘルス疾患への偏見や差別からくるものといえます。

　自分の職場で不調者が出ると、その分の業務をみんなで分担することになり、周囲の人の負担が増えることは確かです。この事態をきっかけとして、**不調者を出してしまった職場全体の業務分担のあり方や働き方を見直す**必要があるでしょう。

3 管理監督者によるリーダーシップ

　職場の業務分担や働き方を見直すためには、業務内容や量、求められるレベルなどの業務管理と、働くメンバー一人ひとりの特性や能力、様々な事情といった人材管理、また個人が協力しあってチームとして活動するための組織管理に関する、深い理解が必要です。これらを取りまとめ、チームを運営するのが、管理監督者のリーダーシップです。

　業務に関する知識や経験があるリーダーは頼りになるものです。職場は仕事をする場所なので、業務の知識や経験をもって、部下をリードすることは間違いありません。そのうえで、リーダーシップとは、チームメンバーがのびのびと能力を発揮して、相互に協力することで、チームでの成果を最大限にすることを目指します。

　それには、チームメンバーの個別性を理解し、チームメンバー同士の関係性や相互に与える影響を考慮して、個人と業務、個人と組織のマッチングを図る必要があります。この点で、**不調者への個別的ケアと、チーム全体へのサポートも、リーダーシップ**の重要な一部であるといえます。

　さらに、働く人にとって休職は、キャリアの中断を意味します。**休職をどう乗り越え、復職してキャリアを再開し、発展させるのかは、キャリア発達支援**でもあります。

　不調者へのケアは業務管理、人材管理であり、悩みをもつ一人の人間への対人援助です。管理監督者としての役割遂行とともに、看護職の先輩として、また人生の先輩として、不調者に関わる態度も求められるでしょう。

　働き方改革やダイバーシティ、インクルージョンなどが一般的になるなか、社会の常識や文化は変化しています。ベテラン世代と新人世代では、考え方や価値観、メンタリティ、コミュニケーションの仕方など、大きく異なることも多くあります。異なる価値観や文化が存在することを受けとめながら、職業人としての業務や役割を果たすという目標を共有し、共に働く姿勢が求められます。

　1990年代から2000年代頃に生まれた、いわゆる**ゆとり世代**とよばれる若者が社会人となり、職場で働くようになりました。彼らは他者からの

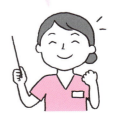

職場の心理的安全性を整えるのは、リーダーである管理監督者です。

評価に敏感です。自分がそれを成功させられるだけの能力をもっている
かを強く意識し、過度に失敗を恐れ、唯一の正解を求めるまじめさがあ
ります。そして、想定外のことに、大らかに臨機応変に対応できなくな
ります。自分を評価する相手や、自分と比較対象になりそうな相手には、
なかなか本心を打ち明けませんが、一定の距離を保ちながら表面上は友
好的に振る舞うことで、心理的に疲弊することもあります。

　どの時代にも世代間ギャップはありますが、現在は社会の変化のス
ピードが速く、ギャップも大きくなっています。自分とは異なる世代の
人が、どんなことに関心をもっているのか、どんなことにストレスを感じ
るのかにアンテナを張り、**自分にとっての常識や価値観を押し付けない**
よう、注意する必要があります。

　これは、不調者へのケアだけでなく、健康に働いている人を含め、あら
ゆる世代のメンバー全体の働きやすさにもつながります。職場の環境整
備は、物理的なものだけでなく、職場の心理的安全性（第5章参照）を高
めることも含まれます。

　職場の**心理的安全性を整えるのは、リーダーである管理監督者**です。
不調者のケアは、業務管理や人材管理だけでなく、心理的安全性を含む
職場の環境整備まで、トータルで実行してください。難しい局面を乗り
越えることで、管理監督者としての成長にもつながるでしょう。

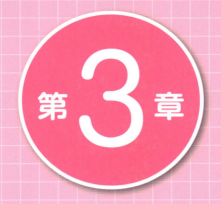

第3章
休職者へのケアと復職支援

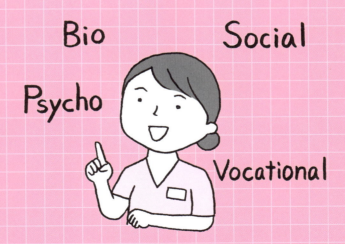

1 休職と復職をどうとらえるか

1 休職を失敗体験にしないために

　休職を失敗体験と考える人が多くいます。休職前には仕事や人間関係でストレスを抱えて悩み、自分なりにがんばったつもりだけれども、どうにもできなかった。周りのみんなはいつもどおりしっかり働いているのに、自分だけ仕事ができずに取り残されたように感じる。心身共に疲弊して、ついにがんばり切れなくなってしまった。このような状況では、仕事ができなくなったことを悔やみ、自分を責めたりするのも当然でしょう。そして、休職することになってしまった自分を否定的にとらえ、休職を失敗体験と位置づけることになるのです。

　周囲の人たちも、不調者の業務をフォローしたり、感情的な配慮を求められたりするなどの負荷がかかることで、通常業務ができなくなった人にネガティブな感情をもつことがあります。これも多忙で緊張感のある職場では当然のことといえますが、これによって、休職はよくないこと、働く人としての失敗である、と考えることにつながります。

　休職する本人も、周囲の人たちも、休職にネガティブな印象をもつことは、一般的といえます。

　しかし、様々な科学は、問題や課題を特定し、それを乗り越えることで、発展してきました。人間も、ライフステージに応じた発達課題があり、働くうえでの様々なストレスや課題がありますが、**課題に向き合い、それを乗り越えることで、新しい学びを得て成長する**のです。

　ストレスの渦中にあったり、他者のフォローで負担が大きいと感じたりする時には、視野が狭くなり、悲観的な考えや感情にとらわれがちになります。そんな時にこそ、課題は成長のきっかけだと考えてみてください。

2 休職・復職を成長につなげるために

　休職して心身が回復したら、復職することになりますが、復職とはなんでしょう。

　復職を最も簡単に表現すれば、再び職場に出勤して仕事をすることです。しかし、休職と復職の間には、休職期間があります。この期間をどう過ごすかによって、復職の意味が変わります。

　休職期間中に自分や職場の課題に向き合い、それにどう対処するかを検討し、再発防止策を考えたうえで職場に戻る場合、復職した後の職場は、これらの対処や対策を実践する場となります。休職前にあった課題を解決することを意識すると、**それまでと違った働き方や人との関わり方**ができるようになります。

　課題をふまえて働き方に工夫や変更を加えることで、硬直化していた考え方や行動の仕方が変わります。それが、仕事や職場への再適応であり、再発せずに働き続けることを目指した、成長なのです。

　休職者も、それを支える管理監督者も、**成長につながる休職・復職**を意識して、休職期間を有意義に過ごしてほしいと思います。

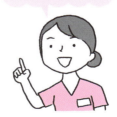

休職は失敗体験ではありません。そこから学ぶことができれば成長のきっかけにできます。

② 不調から休職、復職までの不調者の気持ちの変化

　一般的な休職から復職までの流れを、休職者の状態から見てみましょう [1]（図3-1）。

・業務困難、過剰適応

　通常業務ができている時にストレスがかかると、仕事がうまくこなせなくなり「業務困難」となる場合がありますが、ここではまだ自分なりに工夫しようと努力します。

　しかし、結果が出ないとさらに「がんばらなければ。自分で何とかしなければ」と、あれこれやってみる「過剰適応」の状態になります。

　ここで課題が解決できればよいのですが、ストレスに圧倒されて落ち着いて考えることができなくなると、感情的な判断や行動が増えて、努力が空回りしてしまいます。

　この段階でも、仕事の仕方や対人コミュニケーションがいつもと違うといった変化に気づくことができるでしょう。

　その変化を見逃さずに声かけして、何に困難を感じているのかを確認してサポートできれば、2次予防の早い段階での介入となって、業務不良や心身不調が深刻化するのを防ぐことができます。

・疲労蓄積、疲労困憊

　しかし、ここでサポートを得られずに、さらに「疲労が蓄積」してがんばりが利かなくなってくると、「こんなにがんばっているのに、自分はできない」「みんなに迷惑をかけて申し訳ない」などと自分を責めて落ち込み、さらに仕事が手につかなくなってきます。

　努力の空回りが続くと、「こんなにがんばっているのに誰も助けてくれない」などと「疲労困憊」して他罰的になり、他者との関わりを避けるようになって、孤立していきます。

　この段階では、すでに動きの緩慢さや表情の乏しさが現れたり、急な遅刻や欠勤などの勤怠の乱れ、抑うつ的な言動など、メンタルヘルス不調ととれる症状が見えたりします。

休職者へのケアと復職支援　第3章

　こうなったら、現在の心身の状態を確認して受診やカウンセリングを勧めるなどの、2次予防を実行します。

　過剰適応から疲労蓄積、疲労困憊までの間を、行ったり来たりしながら徐々に不調を強めることもあります。できるだけ早く変化に気づき、早い段階で介入し、適切なサポートをすることが大事です。

・休職

　しかし、サポートをしてもすぐに不調が回復することは難しく、主治医から療養のために「休職」が必要との診断書が出されると、正式に休職することになります。ここでは、「これまでつらかったのは病気のせいだっ

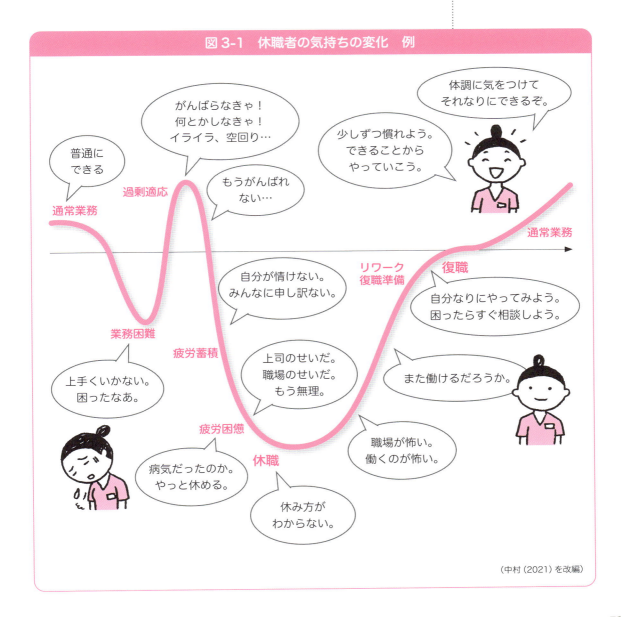

図 3-1　休職者の気持ちの変化　例

（中村（2021）を改編）

75

たのか」とほっとする一方、「休む自分はダメだ。早く戻らなければ。みんなに申し訳ない」などの不安や焦り、絶望といった気持ちが付きまといます。

　休職に入ると、長時間睡眠をとったり、日中も活動せずに横になって過ごしたりして、それまでの身体的な疲労を回復しようとします。しかし、職場での出来事を思い出して感覚が冴えてしまい、不安や焦りなどのネガティブな感情に支配されて気分が安定せず、ゆっくり休めないことがあります。できるだけ早く復職しようと、無理やり元気なふりをしてエネルギーを消耗して、かえって不調が増す人もいます。

　また、休職したのはよいけれど、休職期間をどう過ごしたらよいかわからない、どうしたら復職できるのかわからない、復職のためにどのような手続きが必要なのかわからない、といった**情報不足から不安が増大**する人もいます。情報不足からくる不安は、休職前のサポートで解消できるので、管理監督者や産業保健スタッフ、人事担当者が、それらの情報をまとめて休職者に提示しておくことが重要です。

　休養を続けて体調が回復し、日常生活が送れるようになると、少しずつ気分も安定してきます。仕事や職場のことがやみくもに頭に浮かび、感情が乱されることも減り、少し距離を置きながら、仕事や職場でのストレスを思い出せるようになります。
　しかし、ストレスとなった出来事や相手に対しては、ネガティブな感情が強く現れ、気分の落ち込みや恐怖感などを追体験することもあります。休職中は治療を継続するのが大前提であり、必要に応じてカウンセリングを受けるなどして、心身の回復を目指します。

・復職準備、リワーク

　回復が進むと、少しずつ仕事に戻ることを意識し始めますが、最初は「戻りたい。でも怖い」といったアンビバレントな感情があります。
　その後、「不安はある。でも戻りたい」というように、ネガティブな感情よりも、復職したいという意欲が勝るようになります。
　ここで、「ちょっと無理してがんばれば働ける。もう復職しよう」と、見切り発車的に考える休職者もおり、また、休職者の意見に従って復職可能の診断書を出す主治医も、少なからず見られます。
　しかし、**体調が回復することと、仕事ができることには、大きなギャッ**

プがあります。このギャップを埋めて、再び働くための準備をする、すなわち、「復職準備」することが重要です。その準備を専門的に行う「**リワーク**」と呼ばれる復職支援施設を利用するのもよいでしょう（第3章4（4）参照）。

・復職

　復職準備をしたうえで、**試し出勤**や**リハビリ勤務**を経て正式に「復職」としたり、復職後に**軽減勤務**をしたりして、**段階を追って業務に慣れていく**ことも重要です。

　体調が回復して出勤できることと、職場で求められる業務が十分にできることには、ギャップがあります。このギャップを埋めるための肩慣らし期間を設けることで、復職者が職場に再適応するとともに、復職者を受け入れる側がどのような配慮や対応をしたらよいかを検討することができます。

　休職者を出した職場では、休職者だけでなく、それ以外の職員や**職場全体の働き方を見直す**必要があります。休職者が復帰して、業務や職場に再適応するだけでなく、その職場にいる職員や管理監督者が、それぞれの立場で、健康で安全に働くために必要なことを考え、これまでとは違う働き方や働かせ方に再適応することが求められるのです。

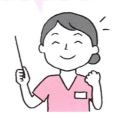

休職者を出した職場では、職場全体の働き方を見直す必要があります。

3 労務管理としての休職から復職までの手続き

　厚生労働省は、メンタルヘルス不調で休職した人が復職するまでに雇用者がとるべき対応を、「**心の健康問題により休業した労働者の職場復帰支援の手引き**」[2]（以下、手引き）にまとめています（図3-2）。

　この手引きでは、休職開始、主治医による復職判断、職場による復職可否の判断と復職の計画、最終的な復帰の決定、復職後のフォローアップといった5つのステップに合わせて、雇用者がとるべき休職者の労務管理上の手続きを説明しています。

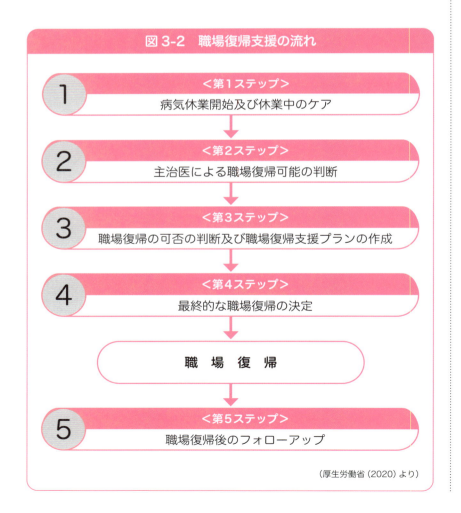

図3-2　職場復帰支援の流れ

1　＜第1ステップ＞　病気休業開始及び休業中のケア
2　＜第2ステップ＞　主治医による職場復帰可能の判断
3　＜第3ステップ＞　職場復帰の可否の判断及び職場復帰支援プランの作成
4　＜第4ステップ＞　最終的な職場復帰の決定

職　場　復　帰

5　＜第5ステップ＞　職場復帰後のフォローアップ

（厚生労働省（2020）より）

休職者へのケアと復職支援　第**3**章

　休職・復職に関する手続きや規定が不明確な場合、労務管理上のトラブルを防ぎ、従業員への公平・公正な対応が保証されるためにも、休職・復職に関する事項を就業規則に策定することも重要です。

　以下、ステップごとに、どのような労務管理的な対応が必要かを見てみましょう。

第1ステップ　病気休業開始及び休業中のケア

　不調者が主治医による病気休業診断書を提出することで、休職の手続きが始まります。管理監督者は、産業医や人事担当者と情報共有し、休職者が安心して治療・休養に専念できるように配慮します。

　休職者は、休職することに対する様々な葛藤や心配を感じていることが多くあります。本人が休職できる期間はいつまでかを伝えることをはじめとして、休職・復職制度の概要や傷病手当金支給の手続き方法、休職中の会社との連絡方法や頻度、会社に報告してほしい事項などを説明します。

　不調のため、口頭での説明では齟齬が生じる可能性もあるので、これらの内容を簡単なパンフレットにまとめて、提示するとよいでしょう。

　また、復職の可否を判断するのは、本人や主治医ではなく、雇用主です。産業医や管理監督者、人事担当者は、何を基準に本人が復職可能と判断するのかといった**「復職判断基準」**（表3-1）を決めておく必要があり

表 3-1　復職判断基準　例

Bio	・受診、服薬が定期的にできる ・生活リズム、体調管理ができる ・日中の眠気がない ・当日中に疲労回復できる
Psycho	・休職原因を把握し、対処できる ・仕事への意欲がある ・感情をコントロールできる
Social	・業務に必要な報告、連絡、相談ができる ・他者と協力して行動できる ・ルールを守る ・職場で相談相手がいる ・プライベートで相談相手がいる
Vocational	・勤務時間内は、集中して業務できる ・業務に必要な知識やスキルを覚えている、思い出せる

ます。この段階で「復職判断基準」を本人と主治医に提示しておくと、本人が回復を目指すときの指標となり、また、主治医が復職可能の診断をする際の参考になります。

第2ステップ　主治医による職場復帰可能の判断

　休職者が回復して復職の意志をもつと、主治医は復職可能の診断書を発行します。これを雇用主に提出することで、復職に向けた具体的な手続きが始まります。

　主治医による診断書は、病状が回復していることだけでなく、休職者が復職後に求められる業務を遂行できることを含めて、復職可能と判断していることが明示される必要があります。

　しかし、主治医は、復職後に本人がどのような業務を、どのようなレベルで遂行する必要があるのかを、十分に理解しているとは限りません。そのため、主治医に「復職判断基準」がうまく伝わっていない場合には、改めてそれを主治医に伝え、業務遂行ができるかどうかを含めた判断をするように、依頼する必要があります。

　主治医の復職可能の判断と、雇用主の「復職判断基準」にギャップがある場合、雇用主としては復職を認めないと判断せざるを得ないこともあり、休職者の利益に反することが懸念されます。

第3ステップ　職場復帰の可否の判断及び職場復帰支援プランの作成

　主治医による復職可能診断書にもとづき、産業医や人事担当者が復職可能かどうかを判断します。この判断を下すためには、本人の回復だけでなく、職場の環境整備や担当する業務、異動は必要かなど、受け入れ側の準備態勢を整える必要があります。

　準備すべき内容は、個々のケースによって異なることも多いため、産業医や人事担当者、受け入れる職場の管理監督者が連携し、かつ、本人の休職原因に配慮して、本人の意見を聴取して加味するなど、関係者全体で復職後の見通しをもてるように打合せをします。

第4ステップ　最終的な職場復帰の決定

　第3ステップの打合せをふまえて、雇用主が最終的に復職の可否を判

断します。本人が再発しないように自己管理しながら、業務遂行することは大前提ですが、それを誰が、どうサポートするかを明確にすることで、職場が提供すべき合理的配慮が明確になります。これを産業医等が「職場復帰に関する意見書」にまとめることで、復職後のフォローアッププランとして、その内容や役割分担が定まります。

第5ステップ　職場復帰後のフォローアップ

　復職後は、フォローアッププランに従って、復職者をサポートします。管理監督者は、**体調管理などの勤怠状況や、業務遂行状況を確認しながら、ラインケア**を継続します。そのほか、産業医による定期的な面談で就労状況や受診状況を確認します。

　十分に回復したとみなされて復職しても、業務や職場への再適応による疲労やストレスが生じるのは当たり前のことです。必要に応じてフォローアッププランを見直し、症状の再燃や再発を予防しながら、継続勤務できるようにサポートします。

　このように、復職に向けた準備を始めるところから、**3次予防**が始まっています。休職者が安定して働き続けられるように、関係者が協力してサポートすることが大切です。

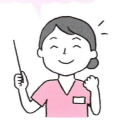

3次予防は、復職に向けた準備を始めるところから始まっています。

4 管理監督者が復職準備を支援するためのポイント

　休職者が休職に至る原因となった課題を解決し、休職者が再び働ける状態になることを目指すのが、「復職準備」です。産業保健スタッフや人事担当者、管理監督者などが、休職者や主治医と協力して、休職者が再び働けるようになるために必要な支援を行います。

　管理監督者は、労務管理としての休職・復職に関する手続きを滞りなく行うとともに、職場でのラインケアの延長として、休職者の復職準備を支援します。

1 Bio-Psycho-Social-Vocationalの4つの側面から復職準備を進める

　治療・休養に専念することで、マイペースながら日常生活が安定するようになり、自分で生活上の行動を計画的に行えるようになり、安定した生活を維持して働くためには何が必要かを自分で考え、行動できるようになることで、自立した生活をし、再び働けるようになります。

　このように、休職してから再び働けるようになるには、**自己管理や自己理解を深め、再発防止策を検討する**という、いくつかのステップを経る必要があります（図3-3）。

　このステップは、働くための能力（図3-4）

【Bio】＝【健康管理】
【Psycho】＝【自己理解・ストレス対処】
【Social】＝【対人関係・コミュニケーション】
【Vocational】＝【業務遂行】

に対応しており、この4つの側面から復職準備を進めます。

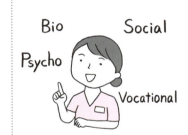

第3章 休職者へのケアと復職支援

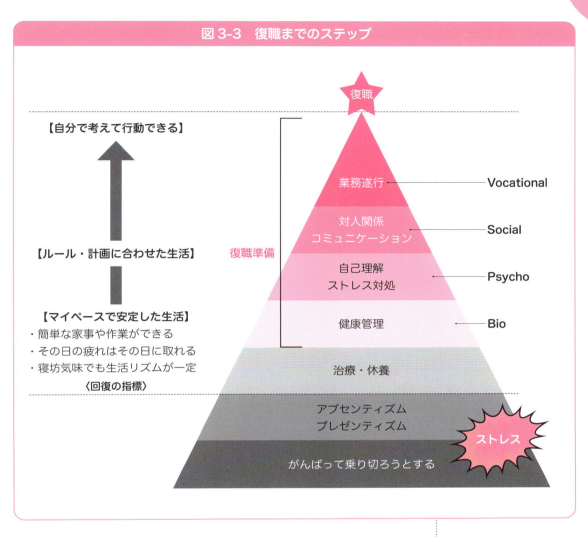

図3-3 復職までのステップ

図3-4 働くための能力

83

2 復職までのステップに応じた管理監督者の対応

1 休職まで

　休職前には、ストレスをがんばって乗り切ろうとする時期がありますが、その努力もむなしく心身の疲労が重なると、出勤しても仕事が手につかないプレゼンティズムや、出勤もままならなくなるアブセンティズムの状態になります。受診して治療や服薬が開始されても回復しない場合、治療と休養に専念するために休職することになります。

2 復職判断基準の設定

　復職可否の判断には職場としての公平・公正な判断が求められるため、就業規則に復職に関する事項を定めておくことが必要です。

　一方で、**メンタルヘルス不調の症状や原因は個別性が高いため、画一的な対応ではうまくいかないこともあります**。そのため、休職する時に、その休職者の個別性や業務、職場の状況に応じた**「復職判断基準」**（79ページの表3-1）を休職者や主治医に提示し、共有することが大切です。復職判断基準が明確に示されていれば、その基準がクリアされているかどうかを確認することで、復職可否の判断ができます。

　休職者の状況によっては、当該ラダーで求められる業務を提示し、そのうちの80%を担当できること、といった基準を設定することもできます。試し出勤から始める場合は、補助的な業務をいくつか挙げて、それができること、としてもよいでしょう。

　具体的な業務の項目を挙げることで、復職した際にどんな動きをしたらよいのかがイメージしやすくなり、それができる自信があるか、不安の方が大きいのかといった心構えや復職への意欲も確認しやすくなります。

　復職判断基準は、業務内容や役職、職場環境などに応じて個別的に設定することで、より具体的で現実的なものになります。

　【Vocational】については、**具体的な業務内容を記載する**ことで、復職可否判断がしやすくなりますが、その業務を復職当日から実行できる必要があるのか、試し出勤期間を設けて、その間にできるようになればよいのか、なども確認しておきます。

失敗の許されない現場に復帰する場合は、【Vocational】で求められる
レベルも高くなると考えられますが、メンタルヘルス不調からの回復者
であることへの合理的配慮は必要です。

【Psycho】【Social】は、感情コントロールや対人コミュニケーションに
関する、基本的な事項を確認します。

認知修正*や**ソーシャル・スキル・トレーニング***などの専門的なケア
を受けること、といった復職判断基準を事前に設けておけば、それに関
する具体的なエピソードを聞くことで、ストレス対処法を身につけられ
たかどうかを判断しやすくなります。

③ 【治療・休養】段階での対応： 本人のペースに合わせた状況確認

この段階では、睡眠や食事を中心とした日常生活で必要な活動をしな
がら、体調の回復に専念します。この時期には入眠不良や中途覚醒、早
朝覚醒など、睡眠の乱れがあり、入床・起床の時間が安定せず、昼夜逆転
の生活になる人も多くいます。食欲もなく、体力も落ちてしまうことが
ありますが、服薬して、**まずは体を休めること**を優先します。

会社での出来事を思い出したり、なぜこんなことになってしまったの
か、働けなくなった自分には価値がない、職場に迷惑をかけてしまった自
分はダメな人間だ、などと自己批判的な思考が強くなったりします。具
体的な出来事を思い出すだけでなく、抑うつ感や喪失感、漠然とした不
安や焦燥感が去来し、感情的な疲労感も抜けません。この段階では、主
治医による治療と投薬を中心に、心理的な安定を図ります。

休職の手続きや、休職・復職に関する規定などを説明したら、頻繁に
本人の様子を確認するために連絡したりすることなく、しばらくは主治
医の治療に任せることも必要です。突発的な連絡はなるべく避けて、本
人の療養を邪魔しないために、隔週の定期受診が終わったらメールでそ
の内容を報告してもらうとか、月1度は管理監督者が本人に電話して様
子を確認するとかいったルールを決めておくのもよいでしょう。

④ 【健康管理】段階での対応： 生活リズムを整える「生活記録表」のすすめ

治療・休養が進むと、入床・起床の時間が一定になって**生活リズムが**

---

*

認知修正：その人がもってい
る考え方や感じ方といった認
知が原因となってストレスを
生じさせている場合、ストレ
スの原因となる認知を変化さ
せて、出来事や状況に適応し
やすくすること。

**ソーシャル・スキル・トレー
ニング**：人が社会で生きてい
くために必要なスキルを身に
つけるための訓練のこと。対
人関係のもち方、コミュニ
ケーションの取り方、社会
で行動するためのマナーな
ど、幅広いスキルが含まれる。
SSTともいう。

安定し、日常的な家事を少しずつできるようになったり、短時間の買い物や散歩に出かけられるようになったりします。しかし、このような調子のよい日ばかりではなく、活動した翌日は疲れがでて休まなければいけないとか、昼寝をしないと体力がもたないという日があったりします。このような体調のむらに配慮しながら、無理のない範囲で生活リズムを整えるように、**積極的に健康管理**していきます。

　健康管理では、

> ・入床・起床時間が一定になること
> ・食事を十分にとれること
> ・受診や服薬が計画どおりできること
> ・簡単な家事を毎日継続できること
> ・読書、パソコンなどの簡単な作業を1時間程度継続できること
> ・散歩などの計画的な外出を、定期的に行えること

などを目指して、自分で立てた計画を実行していきます。
　これらが安定してできるようになると、体調や体力が回復してきた目安になります。一方で、休んでしまったことへの罪悪感や自己否定感、不安や抑うつ感などの、ネガティブな感情や考えは自然には解消されないことが多く、心と体のバランスをとることが課題になります。

　本人の生活リズムや体調・気分が安定してきたら、復職を意識した積極的な健康管理をするように促します。ここでは、無理のない範囲で、出勤や仕事をするための生活リズムを目指すにはどうしたらよいかを、本人と一緒に検討し、それを実行するためのプランを立てていきます。
　生活リズムを整えるのに役立つのが**「生活記録表」**（表3-2）です。これを継続して記入することで、その日の出来事や行動と心身の疲労度の関係や、時間の使い方を、客観的に把握できます。
　この段階では、休職者の気分や体調は一進一退することがあります。復職に向けた具体的な目標を提示することで、一時的に不安や緊張が増し、体調に影響が出ることもありますので、本人の様子をよく確認しながら、無理のない範囲で前進するようにしてください。

　生活記録表を確認し、起床時間が一定になり、日中の活動が安定してできるようになったら、【Psycho】【Social】【Vocational】を意識した、より

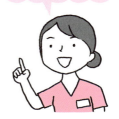

「生活記録表」は生活リズムを整えるのに役立ちます。

表3-2　生活記録表　例

	○月×日（月）晴	○月×日（火）曇	○月×日（水）雨	○月×日（木）晴	○月×日（金）晴	○月×日（土）晴	○月×日（日）曇
起床	6:30 起床 7:00 朝食 7:30 新聞 8:30 散歩 10:00 家事 12:00 昼食 13:00 読書 14:00 テレビ 16:00 買い物 17:30 食事準備 19:00 夕食 20:00 入浴 21:00 友人と電話	6:00 起床 7:00 朝食 7:30 新聞 8:30 散歩 10:00 電車で通院 13:00 帰宅 17:00 食事準備 18:30 夕食 20:00 入浴	8:00 起床 8:30 朝食 12:00 昼食 13:00 昼寝 15:00 新聞 17:30 食事準備 19:00 夕食 20:30 入浴	6:30 起床 7:00 朝食 7:30 新聞 8:30 散歩 10:00 家事 12:00 昼食 13:00 読書 14:00 テレビ 16:00 買い物 17:30 食事準備 19:00 夕食 20:00 入浴	6:30 起床 7:00 朝食 7:30 新聞 8:30 散歩 10:00 家事 11:00 会社に連絡 郵便局・外食 14:00 帰宅 17:00 食事準備 19:00 夕食 21:00 入浴	7:00 起床 7:30 朝食 8:30 散歩 9:30 新聞 10:00 家事 12:00 昼食 13:00 外出 （友人と映画） 18:00 友人と食事 21:00 帰宅	7:30 起床 8:00 朝食 9:00 新聞 11:00 家事 12:00 昼食 14:00 昼寝 16:00 家事 17:00 食事準備 19:00 夕食 20:00 入浴
就寝	23:00 就寝	22:00 就寝	23:00 就寝	23:00 就寝	23:00 就寝	0:00 就寝	23:00 就寝
睡眠時間	6時間30分	7時間	6時間	7時間30分	7時間30分	8時間	7時間30分
中途覚醒	あり（1回、30分くらいで眠れた）	なし	あり（3回）		あり（1回、30分くらいで眠れた）	あり（トイレに1回）	
服薬	朝 昼 夜 就寝前・頓服	朝 昼 夜 就寝前・頓服	朝 昼 夜 就寝前・頓服	朝 昼 夜 就寝前・頓服	朝 昼 夜 就寝前・頓服	朝 昼 夜 就寝前・頓服	朝 昼 夜 就寝前・頓服
体調	良い・普通・悪い	良い・普通・悪い	良い・普通・悪い	良い・普通・悪い	良い・普通・悪い	良い・普通・悪い	良い・普通・悪い
気分	良い・普通・悪い	良い・普通・悪い	良い・普通・悪い	良い・普通・悪い	良い・普通・悪い	良い・普通・悪い	良い・普通・悪い
メモ	久しぶりに友達と話した。心配してくれて、申し訳ないが、ありがたい。	主治医に友達と話したことについて相談した。	なかなか寝付けず、正味6時間くらいしか寝られなかった。雨のせいか気分が暗い。ゆっくり過ごした。	今日はいつものリズムで生活できた。	会社に書類を送った。会社のことを思い出し、少し動揺。	先月から約束していた映画に行った。少し疲れたが、楽しめてよかった。	今週は外出が多かったので、ゆっくり過ごした。家事は再低限でできた。

具体的な復職準備に入れるか、本人の主観的な回復度合いや、復職への意欲を確認します。

また、復職に対する不安や心配、つまり課題となる事項はないかを確認します。復職判断基準を提示してある場合には、それを確認します。

この課題と**復職判断基準をクリアすることが、復職準備の具体的な目標**になります。管理監督者と本人が目標を共有し、その解決にともに取り組むのが、管理監督者が復職準備を支援する意義です。

5 【自己理解・ストレス対処】段階での対応：認知行動特性の理解

体調が回復して**日常生活ができる**ことと、働くこと、つまり、**毎日自己管理**して、**他者と関わり**ながら、**責任をもって業務を遂行する**ことには、大きなギャップがあります。働くことは、職場での行動だけでなく、プライベートでの行動を含めた自己管理が必要であり、そこには、その人の認知行動や対人関係に関するストレスとそれへの対処が必要です。

体調が安定したら、休職前にどんなことがストレスだったのか、ストレスにどう対処していたのか、ストレスに対してどのような感情や考えをもっていたのかをふり返ります。これによって、自分はどんな出来事や仕事が苦手なのか、物事をどのようにとらえているのか、そのとらえ方・認知がストレスを大きくしていたのではないかなど、自分自身の認知行動やそれに伴う感情のあり方を、**自己理解**していきます。

何がストレスだったのか、どうしてそれをストレスと感じたのかを想起して、同じストレスが発生したら、今後はどう対応するのかを具体的に説明し、それを実行するイメージができることが、ストレス対処や再発防止につながります。

できれば、これらのストレス対処法を休職中にある程度、実行できると、回復の信ぴょう性が増し、復職後の再適応がスムーズにできるでしょう。

これまでもっていた認知行動パターンを分析することで、自分にとってのストレスとは何か、ストレスにどう対処したらよいのかがわかるようになり、再発防止につながります。

このような認知行動特性に関係するストレスへの対処方法を検討するには、**「ComPs-CBT」のワーク**を実施するのもよいでしょう[3)4)]（第5章

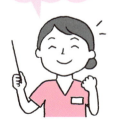

体調が回復して日常生活ができることと、責任をもって業務を遂行することは大きなギャップがあります。

2（3）参照）。

　体調に配慮しながらこれらのワークに取り組むことで、休職者は自分の考え方や働き方、対人関係のもち方に関する特徴に気づきます。ワークをとおして客観的に自分自身を見られることで、今後はどのように行動したらよいかを検討できるようになります。

　プライバシーに配慮しながら、これらの気づきや今後の展望を管理監督者と共有し、話し合うことで、休職者の視野が広がり、より多くのストレス対処法を見出す助けになります。

　また、管理監督者は、休職者の特性や職場環境に関する情報を得る機会にもなり、復職に向けた**職場環境の整備**にも役立ちます。

❻ 【対人関係・コミュニケーション】段階での対応： 職場での適切な距離感やコミュニケーションを検討する

　認知行動特性と同様に、休職前の対人関係のもち方やコミュニケーションのとり方の特徴をふり返り、それらがストレスとなっていなかったかを分析します。

> ・上司との報告・連絡・相談のタイミングや内容は適切だったか。
> ・上司が忙しそうで声がかけづらい、こんなことを聞くのは恥ずかしいといった、感情的なハードルのせいで、業務上必要な情報交換ができないことはなかったか。
> ・業務を抱え込んで相談できずに孤立していなかったか。

　などの対人関係に関する特徴は、仕事をするうえでのストレスになりやすいものです。

　また、認知行動特性と関連したコミュニケーションの特徴でストレスになりやすいのは、

> ・何を質問したらよいのかわからない。
> ・たくさんの人と一度に会話をすると、情報の整理ができなくなる。
> ・一度にたくさんの作業を並行して行うと、報告・連絡・相談のヌケ・モレが発生する。
> ・抽象的な指示を受けた際に、指示の意図が理解できず、期待されたことと違う行動をとってしまう。

などがあります。

これらの特徴が業務遂行や対人関係を難しくして、ストレスを発生させる原因となっていることがわかれば、職場で求められるチーム・ワークができるように、対処方法を検討することができます。

対人関係に課題がある場合には、**「対人関係図」のワーク**[1]（第5章2（2）参照）に取り組むのもよいでしょう。

これは、職場で人と関わることの意味を業務遂行からとらえなおすことで、職場での適切な距離感を保ちながら、必要なコミュニケーションがとれるようになることを検討できるワークです。

また、【対人関係・チーム・ワーク】の特徴が、【業務遂行】の困難さに影響がないかも、併せて検討します。

7 【業務遂行】の段階での支援： 円滑な業務遂行に必要なことは何かを検討する

認知行動や対人関係・コミュニケーションの特性をふまえて、そこから生じるストレスへの対処法を検討したら、具体的な業務遂行に関するストレスをふり返ります。

どんな業務が難しかったか、それをこなすために、どんな努力をしていたか、得意だった業務は何か、興味をもって楽しくできた業務は何か、というように、**苦手なことと得意なことの両方を考えてみます**。また、苦手なことはどのような状況で起きていたのか、環境要因も併せて検討します。

たとえば、初めて担当する業務に苦手意識をもっており、時間に追われて緊張感のあるなかでそれを行わなければいけないことが、大きなストレスになっていた、ということはよくあります。しかし、その苦手意識をもっている業務でも、同僚と協力して、一つひとつの作業を確認しながら進められた時には、ストレスを感じずにできて、達成感もあった、という経験があるかもしれません。

できること・できないこと、得意なこと・苦手なこと、長所・短所が発揮されるかどうかは、**本人の能力だけでなく、それを実行する時の物理的条件や、管理監督者や同僚からのサポートの有無などの環境**によることも多いものです。本人の業務能力と期待される水準を比較するとともに、能力を発揮しやすい職場環境であったかどうかも、併せて検討する必要があります。

それをふまえて、本人が自助努力で対応すべきことと、業務分担やサポート体制の見直しといった環境整備や業務管理として対応すべきことを、休職者と管理監督者が協力して把握し、改善していきます。

3 復職に向けた具体的な手続き

「復職までのステップ」(83ページの図3-3)をもう一度見てみましょう。再び働けるようになるためには、**【Bio】【Psycho】【Social】【Vocational】の視点から休職原因をふりかえり、そこにある課題に取り組む**ことが大切でした。課題が解決できているか、つまり、本当に働ける状態になっているかは、産業医や人事担当者、管理監督者が、復職面談などで最終的に判断します。

この復職面談に進むかどうかを検討するために、休職者の回復状況とともに、休職者が復職の意思をもっているかを確認します。復職面談に進むには、【ルール・計画に合わせた生活】ができるだけでなく、【自分で考えて行動できる】状態であることが必要です（図3-5）。

また、具体的に復職を検討し、復職可否の判断をするためには、復職は本人の回復だけでなく、復職者を受け入れる職場の環境を整えることや、労務管理としての手続きが適切に行われることが必要です。

次ページの**「復職準備チェックリスト」**（表3-3）を参考に、本人・職場・事業主が協力しながら復職にむけた準備を進められるようにしましょう。

1 休職者の復職意欲の確認

休職者や主治医は、生活リズムが安定して【ルール・計画に合わせた生活】ができるようになると、働けると考えがちです。しかし、**働くためには、突発的な出来事への臨機応変な対応や、状況に合わせた判断が必要**になります。健康な時には、そのような対応や判断を自然に行えますが、メンタルヘルス不調の時には、それが難しくなり、職場での業務や役割の遂行ができなくなるのです。復職して再び働けるということは、業務や役割の遂行が、求められるレベルでできる、ということです。

図3-5　回復の指標

【自分で考えて行動できる】

【ルール・計画に合わせた生活】

【マイペースで安定した生活】
・簡単な家事や作業ができる
・その日の疲れはその日に取れる
・寝坊気味でも生活リズムが一定

表3-3　復職準備チェックリスト　例

本人の状態	・生活リズムが整っている ・休職原因を整理して、ストレス対処できる ・職場に戻って、働きたいと思う ・通院や服薬について主治医とコミュニケーションがとれている ・家族などのサポートがある
職場の環境整備	・本人の特徴やストレス要因を把握している ・本人が担当する業務を明確にした ・本人への合理的配慮事項を明確にした ・本人の状態を確認するための面談時間を確保した ・産業保健スタッフや人事担当者と連携がとれる ・職場のスタッフに、本人の復職や配慮事項について説明し、協力を得た
労務管理・手続き	・休職・復職に関する手続き書類がそろっている ・主治医や産業医による意見を確認した ・本人の要望、主治医や産業医の意見、職場の考えから、合理的配慮事項を決定した ・復職後のフォローアップの時期、内容、実施者を決定した

　休職者本人がこれを理解し、職場で再び【自分で考えて行動できる】と思えているかどうかが、本来の復職意欲です。もちろん、休職前には人間関係や業務遂行でのつまずきがあって不調となったわけですから、職場に戻って仕事ができるか、苦手意識をもっている人と一緒に働けるか、職場のみんなは受け入れてくれるだろうか、などの不安や葛藤はあって当然です。しかし、不安や葛藤を抱えながらも、それに対処していく覚悟をもって、再び職場に戻って仕事をすることを望むのが、**復職の意思**です。

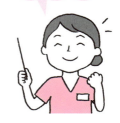

「復職準備チェックリスト」を参考にして準備を進めましょう。

　配慮があれば復職したいとか、苦手な人と接触しなくてよいなら復職できるとか、受け入れ側に対する期待が大きい場合は、職場側が再発防止策を検討するなどの復職準備を深める必要があるかもしれません。

　復職後の一定期間に就業制限を設けたり、ハラスメントがあった場合や能力に応じた配置換えをしたりといったことは、職場側が合理的配慮として検討すべきことです。管理監督者、産業医、人事担当者が情報共有して、休職者の回復状況や復職意思をどうとらえるかを、多角的に検討しましょう。

❷ 復職可能の診断書提出

　休職者の回復や復職意思が確認できたら、「復職可能の診断書」を提出

してもらいます。復職可能の診断書には、【Bio】の観点による**就業制限や配慮事項**が記載されると、事業主が復職可否判断や合理的配慮の範囲を検討する場合の参考になります。

この診断書の提出をもって、事業主は正式に復職可否の判断を下すための**復職面談**を行います。

❸ 最終的な復職判断と職場復帰プランの確認

休職者を復職させるかどうかを判断するのは、事業主、つまり、産業医や人事担当者です。事業主は、出勤できるかどうかではなく、「労働者が健康に安全に、業務遂行できるか」、つまり、職場による一定の配慮のもと、休職者が自己管理しながら仕事ができるかどうかを判断します。

仕事ができるかどうかは、【Bio】【Psycho】【Social】【Vocational】の視点で判断します。復職の判断をする段階では、【Bio】としての体調や生活リズムの自己管理は、できていて当たり前です。そのうえで、【Psycho】【Social】に関する自己管理やストレス対処ができ、【Vocational】で求められる業務遂行や役割行動ができる見通しをもてるかどうかを確認します。

これらの確認事項は、休職者の特性や職務などに応じて設定する「復職判断基準」に規定しておくことをお勧めします（第3章4（2）参照）。

一方、事業主としてすべき配慮についても、この時に確認します。休職原因によっては異動や業務内容の変更が安定就労に有効だったり、短時間勤務や残業規制をすることで無理なく段階的に勤務に慣れたりすることがあります。また、人間関係が休職原因の場合には、**職場の受け入れ態勢を整える**ことも必要です。

その際、休職者に関する情報を、誰と、どこまで共有するかを十分に検討したうえで、復職者の安定就労に利する配慮をします。

試し出勤やリハビリ出勤は休職中に行うのか、復職辞令が発令された後に行うのか、受診のための時間休が可能なのかなどの就業上の配慮や、復職後の産業医面談の予定など、産業医や人事担当者、管理監督者がそれぞれの立場から、協力して検討します。

これらの検討を終え、職場の環境調整の目途がついたら、正式に復職が決定されます。

なお、ここで検討された情報をまとめることで、手引きにある「職場復帰後のフォローアップ」「職場復帰支援プランの作成」に対応できます。

④ 復職困難の判断

　事前に共有した復職判断基準に達していない場合には、主治医から復職可能の診断書は提出されないはずですが、復職期限などによっては、復職準備が不十分なまま復職面談を行うことがあるかもしれません。

　復職判断基準からあまりにかけ離れている場合には、復職が認められないこともあります。　その際にも、復職判断基準は、なぜ復職を認められないのかの根拠となるため、休職者本人や主治医への説明もしやすいでしょう。

　復職不可とした場合には、産業医、人事担当者、管理監督者が、どのような点を懸念して復職不可としたのかを、具体的に説明し、それを改善するためにはどうしたらよいかをアドバイスします。復職に向けた協力を惜しまず、復職できるまで回復することを期待していると伝えることで、休職者が落胆して、不調を増すことを避けます。

　一方、休職期限が近いために、本来は復職不可とすべきところを、復職させざるを得ないこともあります。その際にも、本来の基準に達していないことを明確にして、復職に向けたワークの実施や通勤訓練、試し出勤、リハビリ出勤を利用して、さらに改善してほしいことを伝えます。

　また、このような場合には、配慮すべき事項をよりていねいに確認して本人の安全を確保するとともに、**職場の他のスタッフの負担が過大にならないような勤務体制やサポート体制**を整えます。

⑤ 復職後のフォローアップ

　事業主による復職可能の判断がでて、復職後の勤務体制、業務内容、配慮事項などを確認して「職場復帰支援プラン」ができたら、正式に復職となります。復職後は、このプランに従って復職者の状況を観察し、安定的に再適応できているかを確認して、「職場復帰後のフォローアップ」を実施します。

　一般企業の場合、リハビリ出勤を休職中に行うこともありますが、看護職の場合には、正式に復職している状態でなければできない業務がほとんどでしょう。そのため、休職中には、出勤時間に合わせて家を出て職場まで行き、その後は図書館などで定時まで過ごすといった、**通勤訓練**をしておくと、勤務に合わせた生活リズムや体調管理、体力の回復に役立ちます。

復職後は、すぐに通常業務を開始するのではなく、軽作業から段階的に通常業務に慣れるための**リハビリ出勤**を設定します。リハビリ出勤をとおして、現場の雰囲気に慣れたり、手技や患者さんとの関わり方の感覚、同僚との連携の仕方を思い出したりするなかで、改めて看護師としての自覚や、働くことへの意欲を回復していきます。

一方で、職場のあわただしさにのまれたり、休職の原因となった出来事などを思い出したりして、心身ともに疲労を感じることもよくあります。メンタルヘルス不調の回復は、一進一退を繰り返して、全体として向上に向かいます。

復職後の一定期間は、業務の感覚を回復するためのリハビリとともに、本人が職業人としての自己管理に再挑戦するためのリハビリを行うものです。不調を発見する際の指標となる変化（次ページの表3-4）を参考に日々の様子を観察して、変化があれば早めにサポートしましょう。

❻ キャリアの再構築を支援する

休職は、なぜその職業を選んだのか、自分はそれに向いているのか、働き方やワーク・ライフ・バランス、職場の風土など、働くことを様々な角度から見直す機会になります。

これをきっかけに、自分の**キャリアを再検討**する人もいます。中断した看護師としてのキャリアを、同じ職場で再開しようとする人もいれば、看護師をするとしても、これまでとは違う働き方ができる環境を求める人もいます。看護師ではない仕事を目指す人もいるでしょう。

管理監督者の立場では、休職者が元の職場に戻ることを支援します。働くうえで本人にとってよいことは何かを一緒に検討するなかで、現職復帰にこだわらない方が、本人のためになると思うこともあるでしょう。休職者の個人情報に配慮しながら、本人が安定して続けられる仕事は何か、本人が働くことで喜びや幸せを感じられることは何かという視点をもつことで、現職復帰の可能性を広げることもできるのではないでしょうか。

一方、本人が新しい働き方や仕事を求めることを決断した場合は、その意思を尊重して、双方の関係性をこじらせることのないようにサポートすることも大事です。

表 3-4　変化に気づくための Bio-Psycho-Social-Vocational の視点

Bio	基本的生活習慣	1	規則正しい生活ができている。
		2	睡眠は十分とれている。
		3	食事をとれている。
		4	突発的な遅刻、早退はない。
		5	整容は整っている。
		6	ルールを守る。
		7	仕事とプライベートを切り替えられる。
		8	挨拶ができる。
	活動意欲	9	日中に眠気がある。
		10	疲れやすい。
		11	業務中に休憩をとることが多い。
		12	作業に集中できない。
		13	他者と協力できず、マイペースになる。
		14	自分から同僚に声をかけられない。
		15	自分から報告・連絡・相談ができない。
	セルフケア	16	適切に休憩をとれる。
		17	休日には趣味などでリフレッシュできる。
		18	不調があれば周囲に相談できる。
		19	不調があれば受診できる。
		20	相談できる家族や友人がいる。
		21	自分にとってのストレスは何かがわかっている。
		22	ストレス対処法をもっている。
Psycho	感情表出	23	出来事に応じた言語で表現できる。
		24	出来事に応じた表情で表現できる。
		25	平静を維持すべき場面でも、感情表出が多い。
	認知行動	26	相手の話を曲解せずに理解できる。
		27	何事もネガティブに受け止める。
		28	何事も自分の都合のよいように受け止める。
		29	段取りよく業務を組み立てる。
		30	新しいことや初めてのことに挑戦できる。
		31	定型的な作業が得意。
		32	創造力がある。
		33	抽象的な考え方、表現をする。
		34	具体的な考え方、表現をする。
		35	他者の感情に気を遣いすぎる。
		36	他者の感情を考慮するのが苦手。
		37	他者の依頼や都合を優先する。
		38	調整が必要になっても、計画どおりに進める。
Social	対人スタイル	39	社交的で、自分から積極的に人と関わる。
		40	個人プレーが得意。
		41	チームメンバーとして協力できる。
		42	リーダーシップがとれる。
		43	サポート役ができる。
	サポート	44	自分が困ったときに助けを求められる。
		45	自分が困ったときに助けを受け入れられる。
		46	問題に応じたサポート資源を利用できる。
Vocational	問題解決	47	指示を理解するのに時間がかかる。
		48	タイムリーに対応できない。
		49	知識不足を補うための努力ができる。
		50	合理的な推論、判断行動ができる。
		51	問題が起きても臨機応変に対応できる。
	役割行動	52	自分の責任を全うできない。
		53	自分の責任範囲以上のことをしようとする。
		54	必要十分や適切な範囲を理解できる。
		55	相手の要求に対して適切な行動がとれる。

休職者へのケアと復職支援　第**3**章

4 専門的な復職支援施設「リワーク」を利用した復職準備

　【健康管理】段階での対応をとおして、生活リズムが安定し、体調や気分、体力も安定していることが確認され、本人の意欲もあれば、積極的に復職準備に入ることができます。

　しかし、【自己理解・ストレス対処】【対人関係・コミュニケーション】【業務遂行】に関する課題は、休職者の生来的な特性や生育歴などのプライバシーに関することや、職場や対人関係に関する様々な感情を扱うため、非常にセンシティブです。また、ストレス対処法やコミュニケーション法などを学ぶには、専門的なプログラムが有効です。

　そこで、**リワーク**とよばれる、復職支援を専門としたサービスを提供する施設を利用するのもよいでしょう。

　リワークでは、メンタル疾患による休職者がスムーズに復職できるためのプログラムを提供しています。代表的なリワークは、医療機関での医療リワークや、公的機関での職リハリワークであり、豊富な支援経験が蓄積されています（次ページの表3-5）。昨今では、就業系福祉施設でのリワーク（福祉リワーク）も増えていますが、支援者の専門性や支援プログラムの内容は様々であり、利用の際には、どのような支援が受けられるのかを十分に確認する必要があります。

　リワーク支援を利用した人の再休職率は優位に低いとされるため[5]、復職前にリワークを利用して、**再発防止を中心とした復職準備をすることを、復職条件とする**企業もあります。

　医療リワークも職リハリワークも、施設や地域によって提供されるプログラムに特徴があるため、まずは問い合わせや見学をしてみるとよいでしょう。

① 医療リワーク

　医療リワークは、うつ病治療の一環に位置づけられ、全国で約220か所の医療機関で、精神科リハビリテーションの枠組みを利用して実施されています[6]。スタッフは医師や臨床心理士などの心理職、精神保健福祉士や看護師などの医療専門職で構成されているのが特徴で、健康保険に応じた費用が必要です。

表 3-5　代表的なリワーク	
医療リワーク	うつ病リワーク協会医療機関（全国約220か所、都市圏に多い）が 休職中・失業中のうつ病患者を対象に OT、PSW、看護師、心理職などが うつ病治療の一環として精神科デイケアの枠組みで行う。 利用には費用がかかる。半年から数年かかる。 原則、事業主との連携はしない。
職リハリワーク	地域障害者職業センター（各都道府県に1～2か所）が メンタル疾患による休職者と、その事業主を対象に 職業カウンセラー、リワークカウンセラーが 障害者雇用支援の一環として職業リハビリテーションを行う。 利用は無料。基本は3か月。 Return-to-workからリワークと名付けた。

　治療を含めた体調管理や生活リズムの安定、回復程度に応じたグループワークなどのプログラムも行います。近年では、発達障害をもつ休職者への復職支援プログラムも提供されています。

　支援期間は、利用者の体調や回復程度に合わせて設定され、6か月から1年以上の利用も可能です。

② 職リハリワーク

　職リハリワークは、独立行政法人 高齢・障害・求職者雇用支援機構が各都道府県に設置する地域障害者職業センターで実施されています。

　スタッフは、障害者の雇用支援を専門とする障害者職業カウンセラーや、公認心理師・臨床心理士、精神保健福祉士、産業カウンセラーなどの有資格者もおり、雇用保険の被保険者であれば無料でプログラムを利用できます。

　うつ病だけでなく、発達障害やその他の精神疾患による休職者も受け入れており、職場への再適応を目的としたストレス対処法やコミュニケーション、キャリアの再構築などのプログラムを実施しています。また、雇用主への支援も充実しており、復職準備に関する情報共有や復職時の職場環境調整のアドバイスなども行います。

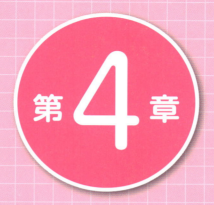

第4章

管理監督者による復職支援の事例

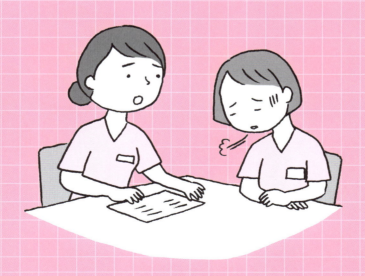

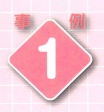

事例1 業務量と責任が増し、上司と部下の板挟みにも悩まされて、うつ病を発した主任看護師Aさん

経過

　30代半ばのAさんは、病棟で主任に昇格しました。若手看護師5人のグループをまとめるリーダーとなり、「管理職になったのだから、今まで以上にしっかりしなくては。もっと立派な看護師になりたい」と緊張感をもちつつ、意欲的に仕事をしていました。

　自分が担当する看護業務と、グループのリーダーとして若手看護師の相談にのったり、指導をしたりする機会も増えました。

　どちらの業務も大切にていねいに行いたいと考えて全力で取り組みましたが、同時にいくつもの業務のことが気になって、だんだんと空回りするようになりました。

　さらに、看護師長からの信頼も厚かったAさんは、看護師長の代理として患者さんの入退院の調整をこなすなど、しだいに管理職としての業務も増えました。

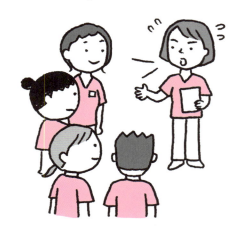

　「看護師長に迷惑をかけないように、しっかりしなければ。若手ももっときちんと育てないと、患者さんに迷惑がかかる。がんばらなければ」と、自分を奮い立たせようと努めましたが、責任ある立場となったことで、重圧を感じていました。やるべき業務が増えたことで、残業時間もこれまでの2倍ほどになりました。

　心配した看護師長が、仕事量が多くないか、負担になっていることはないか聞くと、Aさんは「大丈夫です。ご心配をおかけしてすみません」と答えました。

　看護師長は「無理をしないように。何かあったらすぐに相談して」と声をかけ、精神科医である産業医に、Aさんの様子が心配であることを共有しました。

Ａさんは、ようやく仕事を終えて帰宅しても、「あの時、こうすればよかった。どうしてもっとうまく仕事ができないのか。自分には能力がない」などと考え続けて寝付けなくなりました。勤務中には、急に仕事の手順がわからなくなったり、患者さんに声をかけられてもすぐに返事ができなくなったりしました。

そんな生活を２か月ほど続けていた時、Ａさんが身じろぎもせずパソコンの画面を見つめているのを、看護師長が見つけて声をかけると、突然Ａさんの目から涙が溢れてきました。

看護師長が話を聞くと、睡眠がとれず、食欲もなく、「主任としての仕事ができるようにならなければ、一人前の看護師にはなれないと思ってがんばってきたが、もう力が出ない。どうしていいかわからない。自分の問題だから、誰にも相談できない。でも、もう無理。消えてしまいたい」と話しました。

看護師長はすぐにＡさんを連れて産業医に会いに行き、状況を説明しました。産業医は、Ａさんの状態からうつ病と診断し、明日から１か月の休養をとるようにと、休職診断書を書きました。

Ａさんは、ほっとしながらも、「仕事の引継ぎがあるので、すぐには休めない。仕事をセーブするので働きながら治療をしたい」と言いました。

看護師長によるＡさんへの支援例

1 Ａさんの不調の見立て

看護師長は、Ａさんが不調となった経緯をふり返ってみました。

Ａさんは中堅看護師として順調に主任に昇格しました。昇格という喜ばしいことでも、役割や業務、人間関係の変化に対応する必要があることから、大きなストレスになります。さらに、Ａさんは**仕事への責任感が強く、がんばり屋**で、「人に迷惑をかけてはいけない」と考えて、自分で何とかしようと**抱え込む傾向**があります。

業務が増えて時間的、心理的な余裕もなくなり、業務がうまく進まなくなりましたが、それを自分の努力不足と考え、残業して業務を終わらせようとします。看護師長が心配してくれましたが、自分が追い詰めら

れていることに気づかず、**自分を責め続け**、「消えてしまいたい」と思うほどにメンタルが悪化し、うつ病と診断されました。

この状況を整理したところ、

・不調のきっかけ：【Vocational】
　昇進による役割、業務、人間関係の変化への対応が必要だった。仕事を抱え込んだ。
・もともとの認知行動特性：【Psycho】
　責任感が強い、がんばり屋、成果が出せないことへの自責感が強い。まじめすぎるために、柔軟な思考ができなかった。
・周囲の人との関係のもち方【Social】
　自分でやらなければと考えて相談できなかった。
・不調として呈する状態：【Bio】
　常に仕事のことが頭から離れず、眠れず、食欲もなくなってきた。

ということがわかりました。

　つまり、昇進による役割・働き方の変化が原因となって、責任感が強いという認知行動特性を強固にし、他者に相談せずに仕事を抱え込んで、孤立無援の状態に陥って心理的に追い詰められ、うつ病となった、と考えられます。

2　不調に気づいた時にやっておけばよかったこと

　看護師長は変化に気づいた時のことを思い出し、もっと早く手を打てたかもしれない、と考えました。「何かあれば相談するように」と声をかけたものの、Aさんが主体的に相談することを求めました。責任感が強く、自分でやらなければいけないと思い詰めていたAさんには、相談すること自体のハードルが高かったのかもしれません。

　看護師長は、Aさんの状況を確認するために、

・変化に際して、慣れるのに時間がかかっていること、気がかりなこと、具体的に業務で負担になっていることは何か。

- それらの問題は、本人にとってどの程度大きいものか。
- 問題にどのように対処しているか。あるいは、対処しようとしているか。
- 仕事や周囲の人に対して、どんな気持ちをもっているか。
- 職場に相談できる相手はいるか。
- 家族や友人に相談できているのか。

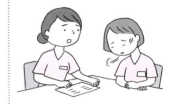

などを、ていねいに聞き取る必要があっただろうと考えました。

昇進や異動などの職場での変化だけでなく、プライベートで変化があった場合にも、このような状況確認が必要です。ちょっとした変化に気づいて早期介入できれば、【Bio】の問題に発展する前に対処できるかもしれません。

また、看護師長は、Ａさんが心配な状況であることをすぐに**産業医に報告**しましたが、この段階で産業医からＡさんへの関わり方や産業医面談につなげるためのアドバイスをもらって対応していたら、Ａさんの悪化を防げたかもしれないと考えました。

一方で、産業医とも情報共有していたことで、産業医もＡさんの状態が悪化したことがわかり、すぐに休職が必要との判断がされました。このことは、Ａさんがそれ以上に悪化せず、治療につなげるための**２次予防**につながりました。

3 休職に入る時の対応

① 休職への導入

休職するように言われたＡさんは、「仕事を投げ出して休むことはできない」と訴えました。看護師長は、Ａさんが「自分の能力が足りないために仕事を取り上げられる。努力が足りなくて不調になったのだから、もっとがんばらせてほしい」と考えて、さらに自分にストレスをかけているように感じました。

看護師長は、Ａさんの**思考の柔軟性がなくなっている**ことはうつ病の症状だろうと考え、まずはしっかり休ませる必要があると考えました。

そこで、

- 睡眠状態がとれない、食欲がないといった**身体的な症状が心配である**。
- まずは、**体の疲れを取るために休養が必要**である。
- **今は体調を整えることが仕事**である。

　と、Ａさんに休職の必要性を説明したところ、Ａさんは休職を受け入れました。

2 復職中の過ごし方の指導

　休職中に、Ａさんが職場から必要とされていないとか、疎外感を感じることがないように、看護師長が休職中の様子を確認するために、週１回程度、電話で連絡をとることを提案しました。Ａさんは、看護師長に何を報告しようかと考えて落ち着かないかもしれないとのことで、まずは２週間に１度の受診後に、状況確認することにしました。

　また、復職を目指すために、無理のない範囲で**「生活記録表」**をつけることと、自分の考え方を見直して**ストレス対処の方法**を考えてみてほしいと説明しました。

【体調・生活リズムの管理】

　Ａさんは、看護師長から言われた「生活記録表」をつけることにしました。休職当初は就寝や起床時間がばらばらで、日中の活動もうまくできませんでした（表4-1）。まずは無理せず、自分のペースで生活しながら、その様子をありのままに記録しました。しばらく休養に専念していると、徐々に睡眠のリズムが安定してきたのが、記録からも確認できました。

　定期連絡の際にＡさんからこれを聞いた看護師長は、

- 就寝・起床時間や食事の時間を一定にすること。
- 家事や買い物、読書などの基本的な生活のルーティーン行動を計画し、実行すること。
- 基本的な生活ルーティーン行動ができるようになったら、散歩や週末の外出などの特別な予定を計画し、実行すること。
- 計画的な行動ができるようになったら、勤務に合わせた生活スケジュールを記入して、そのとおりに行動してみること。

表4-1　Aさんの生活記録表（休職当初）例

	○月×日（月）晴	○月×日（火）曇	○月×日（水）雨	○月×日（木）晴	○月×日（金）晴	○月×日（土）晴	○月×日（日）曇
起床〜就寝	6:30 目が覚めたがうとうとして二度寝した 9:30 起床 10:00 食欲なし 服薬 コーヒーだけ飲んだ 疲れがあり横になる 13:00 昼食 14:00 昼寝 19:00 夕食 21:00 入浴 0:00 服薬 1:00 就寝	6:00 起床 7:00 朝食 8:30 布団に入る 16:00 食事 18:30 家事 19:00 横になる 22:00 就寝	3:00 目が覚めて壊付けず 8:00 起床 8:30 朝食 12:00 昼食 13:00 昼寝 15:00 受診 17:30 横になる 19:00 夕食 20:30 入浴 23:00 就寝	8:30 起床 10:00 家事 12:00 昼食 14:00 テレビ 19:00 夕食 20:00 入浴 23:00 就寝	6:30 起床 7:00 朝食 8:30 うとうと 11:00 師長から電話 12:00 昼食 19:00 夕食 21:00 入浴 0:00 就寝	9:30 起床 10:00 食欲ない 12:00 昼食 18:00 買い物 20:00 夕食 23:00 入浴 0:00 就寝	7:30 起床 8:00 朝食 11:00 家事 12:00 昼食 14:00 昼寝 19:00 夕食 20:00 入浴 22:00 就寝
睡眠時間	9時間	5時間、日中ほとんど壊ていた	5時間	9時間30分	7時間30分	9時間半	7時間30分
中途覚醒	3回 壊た気がしない	2回	5回	1回。すぐ眠れた	2回 壊付けない	2回	
服薬	朝 昼 夜(○) 就寝前・頓服	朝 昼 夜(○) 就寝前・頓服	朝 昼 夜(○) 就寝前・頓服	朝 昼 夜(○) 就寝前・頓服	朝 昼 夜(○) 就寝前・頓服	朝 昼 夜(○) 就寝前・頓服	朝 昼 夜(○) 就寝前・頓服
体調	良い 普通(○) 悪い	良い 普通(○) 悪い	良い 普通(○) 悪い	良い 普通(○) 悪い	良い 普通(○) 悪い	良い 普通(○) 悪い	良い 普通(○) 悪い
気分	良い 普通(○) 悪い	良い 普通(○) 悪い	良い 普通(○) 悪い	良い 普通(○) 悪い	良い 普通(○) 悪い	良い 普通(○) 悪い	良い 普通(○) 悪い
メモ	うまく眠れず、一日中だるい。仕事のことを思い出して、気持ちが沈む。	だるさで日中に行動できなかった。	受診の予定が気になって壊ていられなかった。主治医に、もっとリラックスして過ごすように言われた。	今日は調子がよかった。	師長から電話があった。体調について聞かれた。みんなに忙しそうで、休んでいるのが申し訳ない。	夕方にようやく買い物に行けた。	週末は休んでいる罪悪感が薄れる。

を提案しました。

　Ａさんはその後、3か月ほどかけて、勤務時間に合わせた生活ができるようになりました。

【ストレス対処法の検討】

　Ａさんが計画的な行動をしながら安定して生活できるようになった頃、看護師長は、そろそろ**ストレス対処法**を検討してはどうかと提案しました。

　看護師長は、Ａさんの休職前の状態を、以下のようにとらえていると説明しました。

> ・これまでのＡさんの仕事ぶりから、主任に昇進するのは当然であると評価している。
> ・Ａさんは、日頃から仕事にまじめに向き合い、きちんと役割を果たしたいと考える人だと評価している。
> ・これは仕事をするうえでの長所だが、仕事に没入しすぎることで、完璧主義や理想を追い求める、一人で抱え込むという、過度な状態になってしまったと考える。
> ・こういった**認知傾向からストレスを抱えてしまうことを見直し**、Ａさんが適切に、もともともっている業務能力を発揮してほしいと考えている。
> ・それがＡさんにとってのストレス対処法であり、復職準備と考える。

　この考えにＡさんは理解を示しました。

　そこで看護師長は、Ａさんに、

> ・仕事に追われていたときのことを自己分析すること。
> ・自己分析をもとに、今後、どのようなことに気をつけたらよいかを検討してみること。
> ・主治医のもとで認知行動療法やカウンセリングを受けられる場合にはやってみること。

管理監督者による復職支援の事例　第4章

を勧めました。

しかし、主治医のところではそのようなサービスはなさそうだということだったので、看護師長は **ComPs-CBT**（第5章2（3）参照）を紹介しました。Aさんは、次回の定期連絡までに、できる範囲で取り組んでみることを約束しました（表4-1）。

3 復職者の受け入れ準備

看護師長は、AさんからComPs-CBTの内容について報告を受け、Aさんがある程度、休職前の状況を客観的に見られるようになっており、復職後にどのような働き方をしたいかを検討できるようになってきたと考えました。そこで、復職に向けた職場側の受け入れ準備を進めることにしました。

看護師長はAさんに、主治医に復職について相談し、主治医の判断があれば復職可能の診断書を用意するように打診しました。

また、休職中の過ごし方やこれまでの回復状況、復職後にどのような働き方をしたいかの希望を**復職報告書**としてまとめ、説明できるように準備を進めるようAさんに依頼しました。

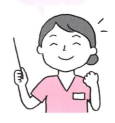

ストレスを生み出す考え方や行動を見直すのに役立つのが「ComPs-CBT」です。

表4-1　AさんのComPs-CBT　記入例

I 出来事	II これまでの認知・行動パターン		III 今後目指す認知・行動パターン 目標・目的に基づく行動計画		C 行動の順番
	A その時の 感情・考え・行動	B 自動思考 スキーマ	A 出来事に対する目標 【どうしたいか、どうなりたいか】	B 目標・目的を 達成するための 認知行動計画	
主任になった。	・みんなに頼られるリーダーにならなければ。 ・なんでも自分でこなさなければ。 ・師長に迷惑をかけてはいけない。 ・部下の分まで仕事をしようと残業した。 ・休日も勉強したりした。 ・気が休まらず眠れなかった。	・責任を背負いこむ。 ・自分で何とかしようとする。 ・相談できない ・まじめ過ぎる。 ・切り替えられない。 ・完璧主義。	<大目標> チームとしてよりよい看護をしたい。 <中目標> ・自分の役割を明確にして、役割分担する。 ・部下に仕事を任せる。 ・メリハリをつけて仕事をしたい。	・師長にリーダーの役割を確認する。 ・チームの業務をマニュアル化する。 ・師長に報連相する。 ・部下に1日3回声かけする。 ・引継ぎしたら、頭を切り替える。 ・趣味のジムに行く時間を作る。	① ② ③ ④ ⑤ ⑥

【復職報告書の確認】

　復職の相談をするために、看護師長はＡさんと面談することにしました。面談には**生活記録表**や**ComPs-CBTシート**、**復職報告書**（図4-2）を持参してもらいました。

　看護師長はまず、最近の生活記録表で勤務可能な生活リズムが維持できているかを確認しました。日中の眠気はなく、外出した翌日にも疲れが残らない、散歩やジムに通うなどの適度な運動をして体力も回復できているようでした。

　ComPs-CBTでは、考えすぎないために具体的な目標を設定することや、積極的に上司や同僚に相談することなど、自分の認知行動特性をふまえたストレス対処法を検討できていました。

　これらをまとめた復職報告書も作成できており、復職できる状態であることを、産業医や人事担当者に説明する準備が整っていると考えられました。主治医からも、職場の状況に合わせて復職可能の診断書を出せるといわれたとのことでした。

【職場環境の調整】

　看護師長は、復職報告書にある残業や夜勤の免除について、Ａさんの考えを聞きました。Ａさんは、「日常生活はできているけれども、看護業務を思い出しながら行ったり、これまでストレスの原因となっていた考え方を変えたりすると、疲れやすくなるかもしれない。1か月程度、配慮してほしい」と説明しました。

　また看護師長は、主任という役職についてどう考えるか尋ねると、Ａさんは、「慣れない役割で戸惑うこともあったが、今はどのように仕事を進めていけばよいか、ある程度シミュレーションできた。看護師長からも、私の働きぶりを評価していると言っていただけたので、もう一度がんばってみたい」との意欲を表明しました。

　そこで看護師長は1か月程度の業務制限は必要であると考え、配慮することにしました。

【復職判断】

　後日、あらためてＡさんに職場に来てもらい、産業医と人事担当者との復職面談を実施しました。Ａさんは看護師長との面談と同様に、復職報告書に基づいて、現在の健康状態や再発防止策、働く意欲などを説明しました。

産業医からは体調の安定を認められ、復職後1か月程度の業務制限をつけたうえで、復職可能と判断されました。人事担当者からも業務制限をつけることを了承してもらい、復職辞令を出すことが確認されました。

図4-2　復職報告書　例

復職報告書

20××年○月○日
A

　この度は心身不調により休職することとなり、様々なご配慮をいただき、ありがとうございました。復職に際して、現在の状況や休職原因に基づく再発防止を検討しましたので、ご報告します。

１．現在の状況

　直近1か月ほどは、勤務時間に合わせた生活リズムを維持しています。

　定期的な通院を続けており、体調や気分は安定しています。

　散歩やジムで運動するなど、体力の向上に努めており、疲労感も1日程度で回復できます。

２．休職原因と再発防止について

　主任への昇進にともない、新しい役割や業務に慣れないことがありました。自分なりに対応するよう努力していましたが、徐々に疲労がたまり、業務を抱えるようになってしまいました。

　今後は、仕事を一人で抱え込んで、負のスパイラルに陥らないように、困ったことがあればすぐに上長に相談します。自分の手に余る業務がある場合には、上長や同僚などと相談して、業務分担の見直しを依頼するなどしたいと思います。

　体調管理を徹底するため、引き続き生活記録表を記入して、睡眠や気分の変化に早く気づけるようにしていきます。

３．職場への配慮のお願い

　現在は通常勤務できる状態であると自覚し、主治医からもそのように判断されていますが、当面は残業や夜勤を免除していただきたくお願いいたします。

事例2 業務ミスが続き、自己否定を繰り返した結果、退職を志願した若手看護師Bさん

経過

　Bさんは大学を卒業と同時に大学病院に就職し、高齢者が多い療養病棟に配属になりました。Bさんの教育係となった先輩は、一日の流れに沿って、配膳や検温、点滴のルート交換や清拭といったルーティーン業務を教えましたが、Bさんはその内容をメモにとったりしませんでした。Bさんは、ペースは遅いながらも、先輩の指示を素直に聞いて、業務をひとつずつこなしていました。

　そうして3か月がたった頃、Bさんはこれらの業務を一人で担当することになりました。しかし、Bさんは、何からしたらよいのかわからなくなり、頭が真っ白になってしまいました。業務に取り掛からずに立ち尽くしているBさんを見た先輩が、代わりに業務を片づけてくれました。
　先輩が看護師長に、Bさんはもう少し指導が必要だと報告して、Bさん

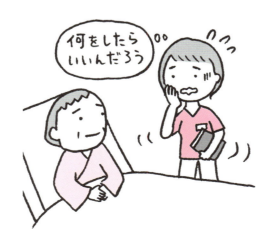

とペアで業務をすることとなりました。しかし、Bさんは毎日行っているルーティーン業務も一人で完了することができず、手先が不器用なのかルート確保が苦手で、患者に関する情報伝達でもヌケ漏れなどのミスがあり、カンファレンスが長引くと居眠りするなど、問題行動も見られました。

　比較的穏やかな病棟だったため、看護師長や先輩たちはBさんをサポートしながら、Bさんの成長を見守っていました。

　そのような生活が1年ほど続き、Bさんは2年目看護師として、新人看護師に仕事を教えることになりました。Bさんは先輩に指導してもらったように、新人指導をしようと思いましたが、何をどう教えたらよいのかわからず、しどろもどろになってしまいました。

　それでも、新人看護師はBさんの説明を聞きながら、他の先輩たちの指導も受けて、手際よく業務をこなしていき、1か月後には一人で担当患者をもつようになりました。Bさんは、「1年生にもできることが、私にはできていない。自分はダメだ。役に立たない」と落ち込む日々でした。

　Bさんの成長が遅いことを心配した看護師長は、Bさんに新人看護師向けの院内研修を、新人看護師と一緒に受けるように指示しました。

　Bさんは素直に従ったものの、「自分は仕事を覚えるのが遅い。どうしてみんなと同じようにできないのだろう。後輩の方がしっかりできているのに、どうしてこうなってしまうのだろう」と、悲しい気持ちになりました。

　それからしばらくして、Bさんは急に看護師長に「お話があります」と切り出し、「私は仕事ができないので、退職します」と告げました。看護師長はびっくりして、Bさんの状況を聞いたところ、「仕事のことを思い出して眠れない。みんなができることができないが、なぜできないかわからない。本当は退職したいわけではないが、みんなのようにできないから、やめるしかない」と話しました。

　看護師長は、「やめるかどうかを、今決める必要はない。少し落ち着いて考えられるように、仕事から離れて、有給休暇を取ったらどうか」と提案し、Bさんは承諾しました。

　Bさんは2週間ほど休養して、職場に戻りましたが、仕事のできなさは相変わらずで、Bさんの気持ちは晴れないまま、鬱々として、さらに仕事が手につかないという悪循環に陥っているようでした。

看護師長によるBさんへの支援例

1 Bさんの不調の見立て

　看護師長はまず、Bさんの特徴をBio-Psycho-Social-Vocationalの視点からふり返ってみると、

・Bさんは入職後1年たっても、思うようにひとり立ちできない。【Vocational】
・作業手順を覚えられず、一人で業務する際には、頭が真っ白になって立ち尽くしてしまう。【Psycho】【Vocational】
・ルーティーン業務でも、いくつかの作業を同時に行わなければいけない時には、何をしたらよいかわからなくなる。【Psycho】【Vocational】
・作業手順が決まったものでも、患者さんがかわるとミスしたりする。【Psycho】【Vocational】
・手先が不器用、情報の扱いにヌケ漏れがある。【Psycho】【Vocational】
・メモをとらない、集中すべき時に居眠りする。【Vocational】
・うまくできないことがあっても、自分から相談しない。【Social】
・なぜ自分がうまくできないのか, 自ら検討できない。【Psycho】
・行き詰まりながらもがんばっていると思っていたところ、急に退職を申し出て、看護師長を驚かせるなど、極端な行動をとる。【Psycho】【Social】

といった特徴がありました。
　一方で、

・素直に先輩の指導を受ける。【Psycho】
・できていないことは理解しており、素直に反省する。【Psycho】

といった特徴もありました。

　このような特徴から、看護師長は、Bさんには発達障害【Bio】の傾向が疑われるのではないかと考えました。つまり、Bさんの不調の仕組みを、

> - もともと **発達障害傾向**があった。
>   そのため、
> - **初めての環境**や**初めての業務**に慣れるのに、非常に時間と労力がかかる。
> - 複数の業務を順序だてて、手際よくこなさなければいけないが、**業務の組み立てができず、計画的に行動できない**。
> - **並行して作業**を進めるのが苦手で、**臨機応変**に行動できない。
> - 仕事をどう進めたらよいかを**想像できず**、フリーズしてしまう。
> - 積極的に**相談するという発想がない**ため、問題が積み重なっていく。
> - 仕事をしようという気持ちはあるが、仕事ができない理由を自分の能力のせいだと決めつけてしまうため、諦めるしかないと考える。

と想定しました。

この考えを産業医と共有したところ、産業医がBさんと面談することになりました。

Bさんと面談した産業医からは、発達障害の傾向はみられるものの、診断がつけられるかは微妙なところであり、仕事の仕方を工夫しながら、職場の環境調整をして様子をみよう、との提案がされました。

2 Bさんの特性を理解する

Bさんは看護師の国家資格を取得しており、大学では講義を受けて、実習もこなしてきたはずです。しかし、学生として学び、実習するのと、実際に働くのとでは、考え方や行動の仕方がまったく違います。

看護師長は、**発達障害の傾向をもつ人の特徴**を調べてみました。すると以下のようなことがわかりました。

> - マニュアルや指示のとおりに決まったことを決まったように実行するのは得意。
> - 周りの状況や相手の状況を読み取り、自分が行うべきことを想像し、その行動の段取りを組み立てて、実行するといった、臨機応

変さや創造性を発揮することが苦手。

・そのため、それまでの経験を応用できずに、これはどうやったら よいのかと毎回イチから考え始め、作業効率が悪くなる。

・本人は、自分ができていないことはわかるが、なぜできないのか がわからないため、対策がとれない。

・障害特性による「できなさ」を**1次障害**という。

・1次障害のためにできないことが続くため、自分を責めて抑うつ 的になりやすい。

・このようにネガティブな感情をもつために、適応障害やうつ病に なってしまうことを**2次障害**という。

　看護師長が職場でのBさんの様子を思い出してみると、先輩の指示に 従って行うルーティーン作業はできていました。しかし、その作業内容 や手順をメモに残さないため、毎回毎回イチから、これはどうやるのか と考えなければいけない状態でした。

　また、一人ひとりの患者さんに合わせた対応をすることは、Bさんに とっては、毎回毎回イチから、やり方を考えることになっていたことがわ かりました。

　一般的には、毎日同じことをしていれば自然と覚えて慣れるものでも、 このような特性をもつ人にとっては、毎日が初めてのことのようであり、 神経をすり減らすことなのだと気づきました。

3 Bさんへの再適応支援

【特性と今後の方針の共有】

　Bさんは2週間という短い休養の後、職場に復帰してきました。Bさん が職場での業務に戻るにあたり、看護師長はBさんと面談しました。

　看護師長はまず、「Bさんは一つひとつの業務の意味ややり方はわかっ ているが、一度にいくつもの業務を並行してこなすのは苦手なように思 う。患者さんやその日の病棟のスケジュールによって、業務の手順が変 更されることが多いが、そのような臨機応変な対応も苦手だった。**苦手 なことが重なって、自信をなくしてしまった**のではないか」と、Bさんの 特徴をふまえて、不調の見立てを簡単に説明しました。

　するとBさんは、「そのように整理していただき、自分が何に困ってい

るのかわかりました」と、理解を示しました。

　そこで看護師長は、「Bさんは仕事をうまくこなすための工夫ができなかったことで、失敗を重ね、自己肯定感が低下して自責感が生じたのだろう。そして退職を考えるようになるほどの抑うつ感やメンタルヘルス不調、つまり2次障害が発生した。これからは、どうしたらBさんが仕事をしやすくなるか、どうしたらミスを減らせるか、どうしたら報告・連絡・相談を適切にできるかを一緒に考えていこう。Bさんがいつでも見直せるような**業務マニュアル**を作成することも必要だと思う」と伝えました。

【職場環境の調整】

　Bさんが働く病棟では、幸いにもBさんをサポートする体制がありましたが、Bさんの特性を明確に把握していなかったため、Bさんに合った働き方ができるような支援には至っていなかったようです。

　看護師長をはじめ、先輩や同僚はBさんの自主性を尊重して、Bさんのペースで仕事をすればよいと、温かく見守ってきました。しかし、それによって、かえってBさんは、ますますどうしたらよいかがわからなくなってしまいました。

　Bさんの復帰に際して、看護師長はBさんが担当する業務を絞り込み、それぞれの業務についてBさんが自分なりのマニュアルを作るために、1か月の猶予を与えました。

　Bさんは、出勤から退勤までにするべき業務を書き出し、各業務の手順や使用する器具、器具の保管場所や処分の仕方など、詳細なマニュアルを作成しました。

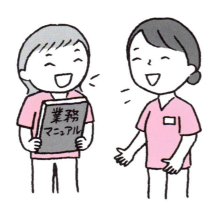

また、場面に応じて患者さんへの声かけのタイミングや声かけの内容も検討し、整理しておきました。

　さらに、器具や用具の置き場所に名称を書いたラベルを貼ったり、ホワイトボードに1日のスケジュールを書き出したりするなど、職場全体での工夫もしました。

　Bさんは周囲のサポートを得ながら、まずは定型的なルーティーン業務を担当し、手が空いた時間には他のスタッフの業務を手伝って、業務の幅を広げていきました。

　看護師長は、Bさんに2次障害が発生していないかを観察しながら、Bさんが働きやすい環境を整えるように配慮を続けました。

　Bさんとは定期的に面談し、2次障害としてのメンタルヘルス不調が発生した場合には、メンタルヘルス不調へのケアが優先されることを確認し、必要に応じて主治医や産業医に相談するように促しています。そのうえで、業務でわからないことや難しいことがないか、必要な配慮はないかを確認しています。

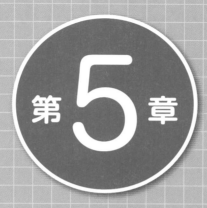

第5章 看護師のメンタルヘルス対策の基本

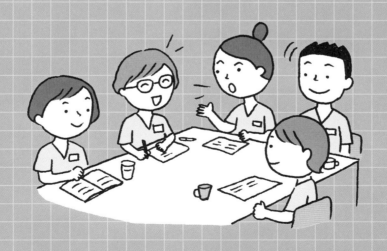

1 メンタルヘルス不調を未然に防ぐ1次予防のヒント

　メンタルヘルス不調者へのケアは、早期発見・早期対応をする2次予防や、治療・休養からのスムーズな復職の支援や再発防止をする3次予防に着目されがちです。

　当然、これらの対応も重要ですが、不調者を出さないための1次予防を徹底できれば、不調になって苦しむ人を減らすことができ、かつ、不調者の業務を肩代わりしたり、日常的な配慮をしたりすることを求められる同僚や、不調者へのケアとともに職場全体のマネジメントをしなければならない管理監督者の業務負担や心理的な負担を軽減できるはずです。

　ここでは、1次予防に役立つヒントご紹介します。

1 誰もが安心して働けるように職場の「心理的安全性」を高める

　近年、職場での心理的安全性[1]が重要視されています。
　心理的安全性とは、

①役職や年次に関係なく、職場で自分の意見を率直に話せること。
②率直に意見を表明しても、批判や非難されたり、バカにされたり、仲間外れにされたりするといった「罰」が起きないと安心できること。
③上司や同僚と率直で相互受容的な関係ができていると安心感や信頼感をもてること。

と説明されます（図5-1）。

　心理的安全性がある職場では、誰もが**のびのびとコミュニケーション**ができることで、**安心や信頼を基盤とした人間関係**が築かれます。それ

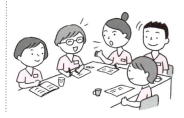

看護師のメンタルヘルス対策の基本　第5章

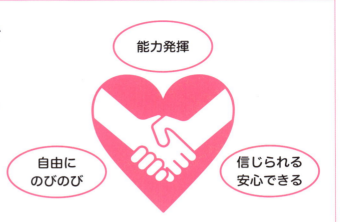

図 5-1　心理的安全性

「自分の職場や対人関係で 罰 は起きない」と 信じられる・安心できる。 だから、自由に発言し、 のびのびと 能力を発揮できる。

が、**個人が能力を発揮**し、**相互に助け合い**ながら仕事をするための土台となり、職場全体の生産性や作業効率の向上に寄与します。

このような心理的安全性が確保された職場では、日常的にお互いの様子を観察し合ってコミュニケーションをとっており、ちょっとした変化に気づきやすくなります。そのため、人間関係で悩んでメンタルヘルス不調になったり、業務遂行が行き詰まって追い詰められてメンタルヘルス不調になったりすることを予防したり、不調をごく初期に発見して対応したりできます。

一方、心理的安全性がない職場では、

①役職や年次などによるヒエラルキーが硬直化し、業務上の役割としての権限が拡大解釈されたり、権限は主張するけれども責任はとらないなどのアンバランスが生じたりします。
②そのような独裁的で一方的な関係のなかでは、業務上必要な意見やアイデアがあっても、表明されなくなり、必要な報告・連絡・相談もスムーズにできず、
③お互いに疑心暗鬼になって、足を引っ張り合ったりする、といったネガティブな状況のなかで、「罰」におびえて仕事をしなければなりません。

このような環境で働く人は、当然ながら、心理的なストレスだけでなく、業務や対人関係でのストレスを多く抱えることになってしまいます

119

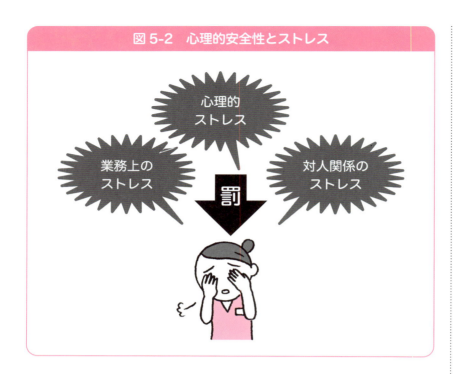

（図5-2）。これでは、業務遂行だけでなく、主体性をもって自律的に働くという労働者の尊厳も傷つけられ、働く意欲すら失われてしまいます。

職場での心理的安全性は、対人関係のなかで、モチベーションをもって、自分の認知行動特性や業務能力といった個性を発揮して、生き生きと仕事をするために不可欠なのです。

2 心理的安全性を高める組織文化とは

心理的安全性がある職場では、職場全体が**目的を共有**して、それぞれが**効率的に役割を果たす**ことで、**職場全体の業務遂行が円滑**に進むように**相互に理解し合い、支え合う**という組織の文化があります。

組織文化を形成する要素は、その組織の公的な行動指針として掲げられる目標や戦略、哲学といった「明示された価値観」と、日常的な業務やその他のコミュニケーションのあり方や、そのなかでやり取りされる情報といった「文物」、それらを通して、その組織で働く人が無意識に取り入れて醸成する考え方や感情といった「背後に潜む大前提」の3つがあります。

これらが相互に影響し合って、その組織らしさや、その組織での常識、

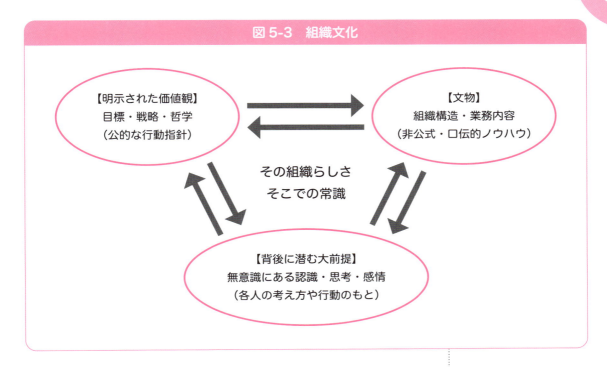

図 5-3 組織文化

つまり**組織文化**が作られて定着していきます[2)3)]（図5-3）。

　組織文化は、そこに属する全員の意識や考え、行動規範や行動の仕方が複雑に絡み合って作られるものですが、多くの場合、上から下へ、その文化は継承されていきます（次ページの図5-4）。

　組織のリーダーが、心理的安全性を重視して、「**部下が自由にのびのびと能力を発揮し、相互に信頼して、安心できる関係を築くことが大事だ**」という価値観をもって行動すると、それは部下に伝わります。上司が自分の意見を尊重して聞いてくれると、自信と責任をもって自分の業務に邁進でき、上司や同僚を信頼して仕事ができます。

　そのような経験をした人は、その部下や同僚に同じような考え方をもって関わり、その考えや行動が組織に行きわたります。組織に属する人たちが、リーダーと同じ考え方や行動をすることは、心理的安全性が大事であるという価値観、文化を共有しているということです。

　組織文化は、上から下へ、同時に横にも伝播して、職場の一人ひとりの考え方や行動の積み重ねによって形成され、定着します。**組織文化は、リーダーの価値観とそれを実行しようとする心がけで作る**ことができるのです。

　逆にいえば、リーダーが心理的安全性に配慮しない価値観をもって行動した場合、罰とストレスが組織に蔓延することになります。部下にど

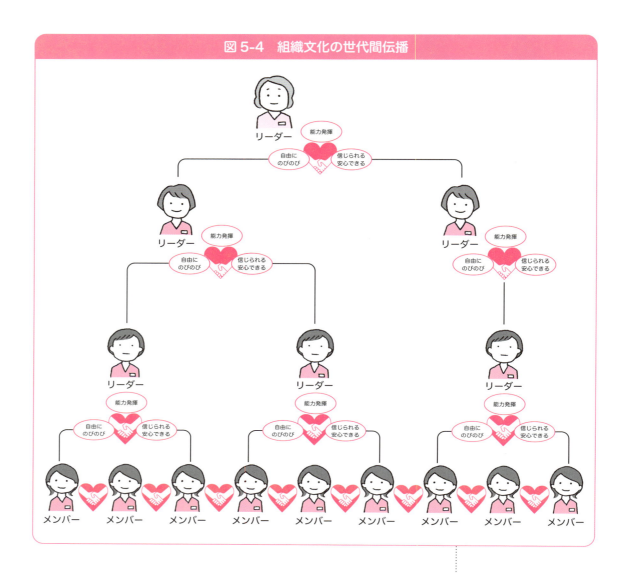

図 5-4　組織文化の世代間伝播

のような状態で働いてほしいか、組織がどのような文化をもち、どのような成果を出したいかを真剣に考え、部下の行動や関係性をプロデュースするのが、管理監督者です。

このプロデュースをうまくするには、**リーダーシップ**や**チーム・ビルディング**の考え方が役立ちます。

心理的安全性の低い職場では、業務能力を発揮できなかったり、人間関係に悩んだりして、ストレスを抱える人が多くいます。このような場合、心身の状態や症状にフォーカスして疾病性への対応をするとともに、業務遂行や労務管理の問題（事例性）に対して、職場環境の整備や人事労務の管理をする必要があります。このような職場でのラインケアも、管理監督者の役割のひとつです。

看護師のメンタルヘルス対策の基本 第**5**章

3 心理的安全性を高める リーダーの役割とは

　組織には、その集団をまとめるリーダー（管理監督者）と、集団に属するメンバーがいます。リーダーは、組織や集団の目的や、目的を達成する方法、組織文化、リーダーの特性、メンバー一人ひとりの特定、リーダーとメンバーの関係、メンバー同士の関係など、たくさんの要因を見極め、集団内の人間関係を構築し、チーム・ワークをもって仕事ができるようにマネジメントします。そのための考え方や行動をリーダーシップといいます。

　リーダーには、適切なリーダーシップを発揮して、各メンバーが能力を発揮できるようにすることや、メンバー同士の関係を築いて集団としての凝集性を高め、集団で行う仕事の効果を最大限にすることが期待されます。

　リーダーシップを説明するモデルは多くありますが、その一例を見てみましょう（次ページの表5-1）。

・独裁型のリーダー

　独裁型のリーダーは、メンバー（部下）に対して一方的な指示や命令を下し、メンバーがそのとおりに行動することを求めます。いわゆる**トップダウン型のリーダー**で、メンバーの意見を聞かず、メンバーに一方的な上下関係を強要します。

　そのようなリーダーのもとでは、メンバーは自分の意見を話さなくなり、仕事への意欲がそがれてしまいます。そして、メンバーとリーダーの関係を構築できないだけでなく、メンバー同士のコミュニケーションもとりにくくなって人間関係が悪化し、共に仕事を進めることができなくなります。

　リーダーが自分の考えや価値観、行動の仕方だけを是としてメンバーに押し付け、メンバーはそれに反論することもできず、言いなりになるだけでは、メンバーはのびのびと、主体的に能力を発揮することはできません。このこと自体が、メンバーにとって大きなストレスとなります。心理的安全性を無視したリーダーシップといえます。

123

	表 5-1　リーダーとメンバーの特徴　例	
	リーダーの特徴	メンバーの特徴
独裁型	・メンバーに対して命令をする。 ・メンバーを命令に従わせる。 ・メンバーと一緒に活動しない。 ・メンバーの意見を聞かず、一方的なコミュニケーションをとる。	・意見を言えず、ストレス状態に陥る。 ・メンバー同士のコミュニケーションもとれず、人間関係が悪化する。 ・取り組むべき課題に無関心になり、成果がでない。
放任型	・メンバーに関わろうとせず、干渉しない。 ・課題への取り組み方などは、メンバーに任せる。 ・助けを求められた時には、助言する。	・課題への取り組み意欲が低い。 ・メンバー同士の話し合いや協力が少ない。 ・取り組み方がわからなくなると、行動できなくなる。
民主型	・課題の目的や方法、役割分担を、メンバーと一緒に検討し、メンバーに意思決定させる。 ・メンバーと一緒に課題に取り組む。 ・問題が生じたら、メンバーと一緒に対応を検討する。	・自分の役割に合わせて、主体的に課題に取り組む。 ・メンバーは仲間意識をもって、協力する。 ・取り組みへの満足度が高く、意欲的に行動する。

・放任型のリーダー

　放任型のリーダーは、メンバーと積極的に関わろうとしません。メンバーの能力や主体性を信頼して、メンバーを見守っているというよりも、単にメンバーの行動に関心がないといえます。仕事を丸投げしているともいえますが、メンバーから求められれば、最低限の助言などの関わりをします。メンバーの能力を引き出し、グループとして効率的に動いて成果を出そうという、積極性や責任感があまり感じられません。

　そのようななかで仕事をするメンバーは、当然ながら仕事への意欲がもてず、メンバー同士で協力しようという積極性が失われます。簡単なルーティーン作業なら継続できますが、問題が起こった場合に、**チームとしての方針や判断基準が共有されていない**ために、臨機応変に行動したり、決断したりすることができなくなってしまいます。頼れるリーダーがおらず、チームとしての凝集性が構築されなければ、チームは崩壊してしまいます。

・民主型のリーダー

　民主型のリーダーは、仕事の目的や方法、役割分担を、チーム全体で検討します。そこでは、**互いの意見を尊重しながら、相互に理解を深め、チームとしての結論を導き出します。**この結論に合わせて、各人が自分の役割を果たせるように、リーダーはサポートします。

リーダーはメンバーとともに考え、行動しながら、メンバーが能力を発揮できるように支援しています。

メンバーは意見を出し、意思決定に参加しているため、自分の役割を明確に理解しており、仕事への意欲も高くなります。自分の役割を果たすために主体的に行動するとともに、他のメンバーの役割も理解しているため、他者が問題を抱えていれば、すぐに察知して助けることができます。

このように、リーダーも含めた集団のメンバー同士が**協力体制を築き、そのなかで各人が能力を発揮できるため、全体としてのパフォーマンスも高くなります**。まさに、心理的安全性が確保されたなかでは、心理的・対人的・業務的ストレスを最小限に抑えて、**リーダーとメンバーがそれぞれの役割を果たす**ことができるよい例といえるでしょう。

4 心理的安全性の高いチームを作るには

心理的安全性の醸成には、**チーム・ビルディング**が不可欠です。チーム・ビルディングとは、チームの目標を達成するために、それぞれのメンバーが能力を発揮できる環境を作るための活動です。

リーダーは、この活動のプロデューサーでありながら、チームのメンバーでもあります。リーダーとメンバーの間に心理的安全性を構築するには、リーダー自らがメンバーと相互に信頼し合い、共通の目的に向かって協働することが大事です。これは民主型リーダーシップによる関係の構築といえます。

このようなリーダーと一人ひとりのメンバーとの関係ができると、それがメンバー同士の関係にも波及し、メンバー間での信頼関係に基づく**協働**が行われます（127ページの図5-5）。

ここで重要なのは、**職場は仕事をする場所**だということです。リーダーとメンバー、メンバー同士の信頼関係は、個人的な好き・嫌いや、気が合う・合わないといった、感情的な結びつきではなく、仕事をする・仕事で成果を出すといった、**目的を共有するという結びつき**が前提となっています。そのため、チーム・ビルディングでは、リーダーは、チームで担当する仕事は「誰の」「何のために」「何をするのか」といった**目的を明確にして**メンバーに伝えます。そして、「何をするのか」について、それを

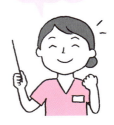

チームのメンバー一人ひとりが心理的安全性を感じているかが大事です。

担当するメンバーとともに検討して、より具体的な「誰が、いつ、どんな行動をとるか」という**目標（To Do）を決定**します。

メンバーは目標をもとに**業務を遂行**し、リーダーは計画したように業務が進んでいるか、想定外のことが起きてメンバーが困っていないかなどを**観察**し、問題があれば**助言やサポート**をします。メンバー同士がお互いの目標を把握していれば、メンバー同士の協働がスムーズに行われ、チーム全体としての活動が活性化します。これが**チーム・ワーク**です。

チーム・ワークができるのも、組織のメンバーが心理的安全性を感じて、主体的に意欲的に能力を発揮できるからに他なりません。管理監督者のリーダーシップの型によって、メンバーの認知行動や対人関係、仕事への意欲が変化し、そこから組織文化が作られていきます。メンバーにどのように働いてもらいたいか、どのような職場環境を作りたいか、そのためにはどのようなリーダーシップがふさわしいか、今一度検討してみましょう。

5 看護師の健康で安全な職場づくりのガイドライン：「ヘルシーワークプレイス」

日本看護協会[4]は、「看護職の健康と安全に配慮した労働安全衛生ガイドライン　ヘルシーワークプレイス（健康で安全な職場）を目指して」（以下、ガイドライン）を公表しました（図5-6）。

これは、「看護職の健康と安全が、患者の健康と安全を守る」ことを基本理念として、業務上の危険への対処と健康づくりの2つの視点から、看護職が生涯健康に働き続けられる職場づくりを促進するものです。

ガイドラインには、「組織全体」「看護管理者」「看護職一人ひとり」「地域、社会、患者（利用者）」の4者でヘルシーワークプレイスを築くことが示されています。

ガイドラインは、

第1章　こんな職場で働きたい！「ヘルシーワークプレイス（健康で安全な職場）」を目指して

第2章　業務上の危険から看護職を守る（安全な職場づくり）

第3章　生涯を通じて健康に働くために（健康づくり）

第4章　産業情報・資料

第5章 看護師のメンタルヘルス対策の基本

図 5-5　信頼と協働のチーム・ワーク

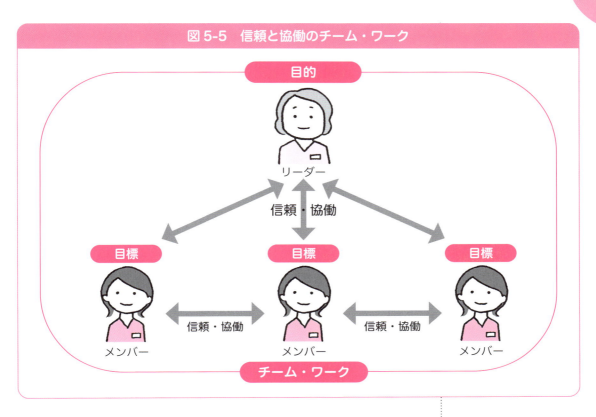

図 5-6　看護職の健康と安全に配慮した労働安全衛生ガイドライン

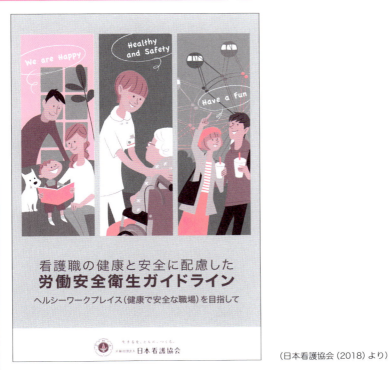

（日本看護協会（2018）より）

からなっています。

以下、その内容を見てみましょう。

＜ヘルシーワークプレイスの構築＞

ガイドラインでは、組織とリーダー、メンバーが、それぞれの立場から役割を果たし合うことで、ヘルシーワークプレイスを構築できるとしています。

ヘルシーワークプレイス作りに必要なのは、①人々の人権の尊重、②重要性を認識し、共通の目的を持つこと、③一員としての自覚、④人々との良好な人間関係、関係性の構築です。これを**PDCAサイクル**にのっとって実現していきます。

＜業務上の危険の回避＞

医療者として働く際の業務上の危険は、①生物学的要因、②物理的要因、③化学的要因、④人間工学的要因、⑤交通移動要因、⑥勤務・労働時間要因、⑦心理・社会的要因、があります。

①から⑤は、医療という専門性によるものであり、感染予防や機械・器具の管理の徹底など、厳格なルールに沿った対策も求められます。

⑤や⑥は、個人や所属する機関によって違いはあるものの、看護業界にとっての課題が多く含まれ、個別対応とともに業界として改善の検討が必要です。

⑦には、ハラスメントや暴力、精神的ストレスが含まれており、職場環境の整備とともに、個人の認知行動特性やライフ・イベント、ライフ・サイクルによる課題や危険への対応が求められます。

＜立場に応じた参与＞

ヘルシーワークプレイス作りには、組織全体で取り組むことと、管理監督者が取り組むこと、看護職一人ひとりが取り組むことがあります。

組織は労働安全衛生の視点から、法令などに従って活動します。管理監督者は、看護職が自分自身の健康管理ができるようにサポートします。**看護職は、自分のワーク・ライフ・バランスをとりながら、健康を維持して、ライフステージに応じて働き続けられるように自己管理**します。

ガイドラインで示されていることも、職場、リーダー、メンバーの役割行動や関係性、目的的行動による心理的安全性の確立を前提とすることで、より効果的に実行できるでしょう。

2 メンタルヘルス不調者を ケアする時のヒント

　心理的安全性の確保されたヘルシーワークプレイスでも、仕事や生きるうえでのストレスはなくなりません。ストレスによってメンタルヘルス不調となることは、第1章や第2章でもお伝えしました。

　ここでは、あらためて2次予防、3次予防にも役立つ、産業メンタルヘルスケアのヒントをご紹介します。

1 最も大事なことは コミュニケーション

　メンタルヘルスを意識した1次予防、2次予防、3次予防やラインケアだけでなく、円滑な業務遂行や、人間としての社会生活にとって**最も大事なことは、コミュニケーション**です。人と関わることは、仕事かプライベートかによらず、人間が社会集団のなかで生きていくための能力であり、コミュニケーションをとることで、自分や相手、組織集団がしたいことやするべきことを叶えたり、自分や相手、組織集団の安全を確保したりすることができます。

　コミュニケーションは誰でも、どこでも、ごく当たり前に行っているものであり、特に対人援助職の人たちは、コミュニケーションのプロと自負している人も多いでしょう。

　しかし、コミュニケーションとは何でしょう。自分から話しかけること、話題が途切れないように話し続けること、相手を楽しませることなど、会話を通して相手にサービスすることというイメージをもっている人も多いと思います。このような心がけは大切ですが、おもてなしを目的としたコミュニケーションと、仕事を円滑に進めるためのコミュニケーションには違いがあります。**目的に応じて、コミュニケーションの方法を使い分ける**必要があります。

1 「傾聴」で信頼関係を築く

「傾聴」とは、耳を傾けて相手の話をよく聴くことであり、カウンセリングや対人援助の基本として広く知られています。傾聴では、話している相手を注意深く観察しながら、相手が話している内容を、相手の立場に立って理解していきます。

そのためには、相手の感情や主観的な認識に着目して、相手に寄り添って受容し、共感を示すことが大切です。これを**「感情的共感」**といい、共感をもって傾聴する態度を**「カウンセリング・マインド」**といいます。

カウンセリング・マインドを意識することで、聞き手は相手への理解を深められ、相手は聞いてもらえた、理解してもらえたという被受容体験をします。ここから、聞き手と話し手の信頼関係が築かれていきます。信頼関係はカウンセリングといった特殊な場面だけでなく、日常生活や職場の心理的安全性を構築するために、非常に大切です。

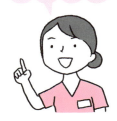

話をよく聴く態度は「カウンセリング・マインド」です。

2 6W2Hの「傾聴」で客観的事実を共有

相手の感情や主観を適切に理解するためには、**6W2Hで表される客観的な事実**を明確に把握する必要があります。6W2Hは、いつ、どこで、誰が、誰に、何を、何のために、どのように、どれくらい、どうするかということです（図5-7）。

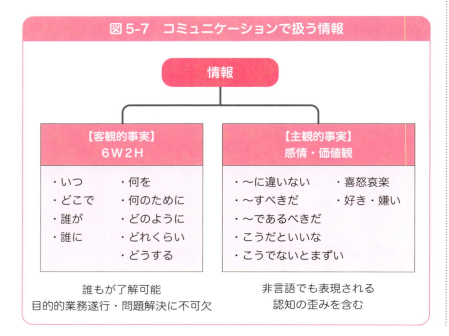

図5-7 コミュニケーションで扱う情報

130

仕事をするうえでは、個人的な感情や主観といったあいまいなものを軸に据えるのではなく、誰もが同じく認識できる客観的な情報である、６Ｗ２Ｈを中心としたコミュニケーションが重要です。

　６Ｗ２Ｈを軸としたコミュニケーションによって、誰もが同じ客観的な情報を共有することができ、互いに誤解や齟齬がなく、確実な行動がとれるようになります。これが、**共通の目的を達成するために、協力して問題解決をすること、すなわち仕事を円滑に進めること**につながります。

③ 看護管理者として覚えておきたい当事者への声かけ法

　部下の様子を知るために傾聴するのは当然ですが、不調者から相談したいと声をかけてくれることはあまり多くありません。**不調が疑われたら、こちらから声をかける**必要があります。

　そんな時には、相手に負担をかけずにこちらの意図を伝える「DESC（デスク）法」が有効です。**DESC法は、客観的事実と主観的事実を区別しながら自分の考えを説明し、相手との間にある問題を、共に解決するための話し方**です。

　DESC法では、①Describe（状況説明）、②Express（感情説明）、③Suggest（提案）、④Choose（相手の選択を促す、相手の意見を聞く）の４つのステップで話します。

　たとえば、部下がため息をついて顔色がさえず、仕事に集中できていない様子で、１週間ほど経ちました。いつもは明るく、テキパキと仕事をこなす人なので、何かあったのかと心配になりました。そんな時、どのように声をかけたらよいでしょうか。次ページの図5-8を見てください。

　まず、①自分が把握している状況を、６Ｗ２Ｈで説明します。そして、②それにまつわる自分の感情を率直に伝えます。次に、③この状況について、自分がどうしたいか、どんな方法をとろうと思っているかを提案します。その提案に対して、④相手がどう思うか、相手の考えを確認して判断を仰ぎます。

　しかし、相手が③の提案に賛成するとは限りません。④の問いかけに想定外の返答をすることもあります。その場合は、④への反応をどう受け止めたのかを①②に戻って説明し、新たな③提案をして、それへの④相手の考えをうかがいます。

　このように、①②③④を繰り返しながら、その後の進め方を共に考え

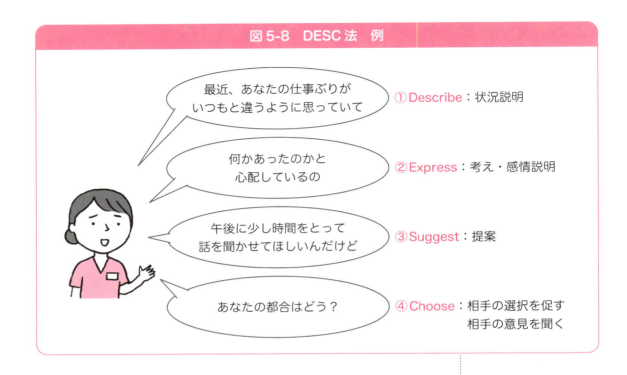

て問題解決をしていきます。その際は、自分の考えを率直に伝え、相手の考えを尊重し、相互理解を深めることを大事にします。この考え方を**アサーション**といいます。

アサーションの考え方をもって、DESC法を実践することで、不調が疑われる人への声かけがしやすくなるでしょう。

4 管理監督者は「カウンセリング・マインド」をもって部下に関わる

カウンセリングや対人援助の文脈でのコミュニケーション、日常的な会話でのコミュニケーションでは、相手の感情や主観を理解することの重要性が強調されます。

一方、仕事を進めるためのコミュニケーションでは、管理監督者は特に、6W2Hの客観的事実を明確に把握し、問題解決をすることが大切です。**相手の考えや感情を尊重しながら対等な関係性を築く「カウンセリング・マインド」**をもって、この2つを同時に行うことで、相手が自ら問題を乗り越えられるように支援する、リーダーシップが発揮できます（図5-9）。

メンタルヘルス不調者は、Bio-Psycho-Social-Vocationalの各側面に問

題を抱えています。不調が大きい時には、受容と共感を中心とした傾聴をして、不調者に寄り添うことが大事です。そして、不調の回復度に応じて、徐々に仕事をするためにどうしたらよいかを検討することになります。**復職準備には、再び仕事をするという目標を掲げ、そのために必要なことは何かを考えて実行するという、問題解決の考え方が必要**です。メンタルヘルス不調者がもつ心理的なダメージに配慮しつつ、職業人としての問題解決を図るのが、メンタルヘルス不調への対応のポイントです。

2 対人関係のストレスを軽減するには

1 大切なのは「受容」と「共感」

人間は一人では生きられません。仕事も一人ではできません。**人間は他者と関わり、社会集団のなかで生活する社会的存在**です。他者との関係を築き、相互に助け合うことで、様々な活動が円滑に進みます。しか

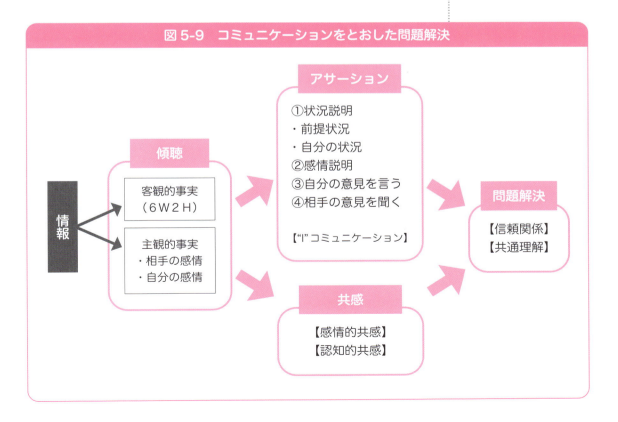

図5-9 コミュニケーションをとおした問題解決

し一方で、人間関係がストレスの大きな要因になります。

　働く人が抱える人間関係の問題は、役職によるヒエラルキー、指揮命令系統の混乱、業務内容や業務分担の不平等、性格や考え方の相性など、様々な要因による葛藤といえます。考え方や価値観の違いから葛藤が発生し、意見のくい違いが拡大し、人間関係がぎすぎすしてしまうこともあります。どんなに気が合う人でも、**他者同士である以上、考え方や価値観がまったく同じというわけにはいきません**。ましてや、様々なバックグラウンドをもつ人が集まる職場では、たとえ同じ目標をもって働いていても、目標にたどり着くための考え方や方法が異なることもあります。

　職場だけでなく、社会全体でも、多様性を尊重する**ダイバーシティ**という考え方が広がっています。これは、自分や他者の差異を認め、互いに受け入れて、自分も他者も尊重して、平等・公平な関係を築くことを目指すものです。このように、自分とは違う他者の考えや価値観を受け止めることを**受容**といいます。

　相手の言うことやあり方を認めて、受け入れることと考える人も多くいます。このような受容は、相手の価値観に全面的に賛成することになり、他者とは異なる自分自身の考えや価値観を蔑ろにする危険があります。

　また、ダイバーシティでは他者への**共感的理解**も大事だとされます。共感は、相手と自分が同じ考えや感情、価値観をもつこととイメージされることが多いのですが、これも、相手に迎合したり、相手だけが正しいと思ってしまったりする受容と同様の危険をはらんでいます。このような共感をする場合、自分自身の考えや感情、価値観を押し殺して、相手と同じ考えや感情、価値観をもたなくてはいけないことになります。

　このような受容や共感は、自分らしさを否定して、相手ありきの関係性のなかでしか成立しません。これでは、自他尊重というダイバーシティが成立しません。

　では、ダイバーシティをベースとした受容と共感とは、どのように成立するのでしょうか。

　大事なことは、**自分と他者は違う、という前提に立って、違うからこそわかり合うための努力をする**、ということです。

　たとえば、予防注射をした赤ちゃんが、「痛いよー」と言って泣いています（図5-10）。お母さんは「痛かったねー」と応じます。多くの人はこれを見て、お母さんは赤ちゃんを受容し、共感している、と思うでしょう。

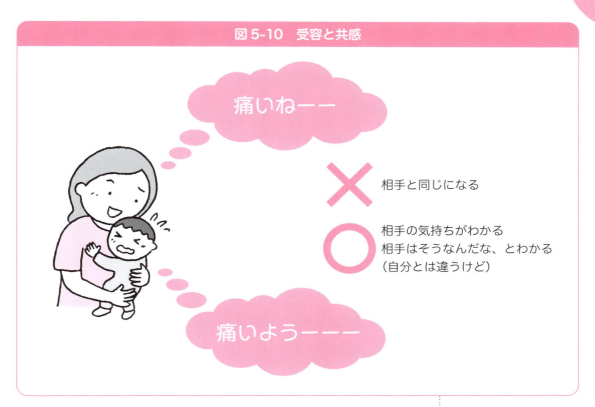

図5-10 受容と共感

　しかし、お母さんは注射をしていないので、痛くありません。お母さんと赤ちゃんは別々の体験をして、別々の考えや感情をもっています。これでは、相手と同じであるという受容と共感は成立しないことになります。それでも、受容と共感が成立するのは、お母さんが、赤ちゃんの立場から物事を見ているからです。

　お母さんは、「私は注射をしていないから痛くないけど、あなたが注射をして、痛かったというのが、わかるよ」という意味で、「痛かったねー」と言い、赤ちゃんの状況や感情に寄り添っています。これを共感のなかでも、特に**認知的共感**といいます。

　なお、自分と相手が、出来事に対して、「私もあなたとまったく同じ気持ちだよ」という場合は、**感情的共感**が成立します。

　他者との関係を築くために大切なのは、相手とまったく同じになることではなく、自分と相手の違いをふまえて、相手の立場ではこう考えるだろう、こう感じるだろうと想像して、相手に理解を示すことです。これが、ダイバーシティを体現する「受容」と「共感」です。

　様々な考えや価値観、知識や経験をもつ人が集まり、協力しながら仕事を進める職場では、ダイバーシティにもとづく、受容と認知的共感を

示しながら、コミュニケーションをとって相互理解を深め、それぞれの役割を果たして、業務という問題解決をすることが求められます。

職場でのチーム・ワークが成立して、互いに助け合い、理解し合うことができると、感情的共感がスムーズにできるようになります。

このような職場の人間関係を推進するのが管理監督者であり、そのための土壌として、心理的安全性が確保されている職場環境、組織文化が必要なのです。

❷ 職場での適切な距離感をつかむ「対人関係図」

職場の人間関係のストレスは、個人の考え方を見直し、ストレスを軽減する対人関係のもち方を検討し、実践することでも対策ができます。

まず、職場とはどんなところか、考えてみましょう。

職場は業務を遂行することで、対価を得る場所です。業務とは、具体的な作業や役職などの役割行動です。対価とは、金銭的な報酬だけでなく、キャリアも含まれます。キャリアには、業務に関する知識や技能だけでなく、それに付随する対人コミュニケーションのスキルや、そこで獲得される人間関係が含まれます。ここからも、業務と人間関係は、切っても切り離せないものとなります。

職場の人間関係は、業務を遂行するために活用されるものです。必要なことを、必要なだけ行うのが業務遂行です。仕事を進めるために自分の役割と他者の役割を理解し、職掌に応じた責任をもって行動するのが、仕事を中心とした人間関係です。**業務遂行に必要なだけ、他者との関わりをもてればよい**といえます。

職場の人間関係でストレスになるのは、大きく分けて2つのパターンがあります。

1つ目は、上司と部下、同僚同士で、仕事の進め方に関する考えが異なる場合です。これは、どうしたら仕事を円滑に進められるかという、業務遂行そのものに関するものであり、仕事に真剣に取り組むからこその葛藤といえます。この場合は、それぞれの考えを提示しあい、合理的効率的な進め方を検討することで、その葛藤を解消できます。ここでは、**認知的共感を中心とした人間関係**が築かれています。

2つ目は、業務遂行に端を発するものの、相手との相性に焦点があたり、ストレスを抱える場合です。業務遂行のために関わりをもつなかで、相手の考え方や行動をネガティブに受け止めるようになり、不快感や苛

立ちを覚えたり、不安や恐怖感をもったりするようになります。高圧的な上司に対して萎縮し、自分の意見を表明できなくなる部下という関係の背景には、硬直的なヒエラルキーや心理的安全性が確保されていないといった、組織文化の問題もあります。ここでは、感情的な軋轢（あつれき）が大きく、感情的共感は生まれません。

心理的安全性を醸成し、受容と認知的共感と感情的共感がバランスよく発揮できる組織文化を作るには、時間がかかります。その間に、多くの不調者を出しては、元も子もありません。

まずは、業務遂行を目的とした関係性を優先し、業務遂行に必要な対人距離を保つことで、対人的なストレスを緩和しましょう。

そのために、上司や同僚などとどのような距離感で仕事をしているか、**対人関係図**を使って考えてみます（次ページの図5-11）。対人関係図は、自分を中心とした同心円上に、仕事やプライベートで関わりのある人を、自分から近いほどつながりが深く、重要な人物として配置していきます。

・すべての人に気を遣う「これまでの対人距離」

対人関係でストレスを抱える多くの人が、＜これまでの対人距離＞で示されるように、関わりのある人全員を、自分のすぐ近くに配置します。

このような対人距離では、すべての人の言うことを聞き入れ、すべての人の役に立とうとして振り回されたり、自分より相手を優先したりしがちです。そのため、ありとあらゆる場面で、すべての人に気を遣い、あちら立てればこちら立たずの状況に陥って疲弊したり、八方美人ととらえられて、かえって人との軋轢が生じたりすることで、ストレスを抱えてしまいます。相手を優先するあまり、自分の考えや意見、感情を押し殺すことになり、アイデンティティが揺らいでしまう人もいます。そうなると、自分の考えをもって主体的に仕事をすることができなくなります。

・役割に応じた人間関係を築く「これからの対人距離」

そこで、＜役割に応じた対人距離＞で示したように、同心円を、職場、専門家、家族、友人といった、自分が所属したり関係をもったりする集団で区切ります。それぞれの領域ごとに、関係をもつ人を振り分けるだけでもすっきりします。

次に、なぜ、何のために、その人と関わりをもつのかを考え、目的に応じた関係性の重要度を検討します。

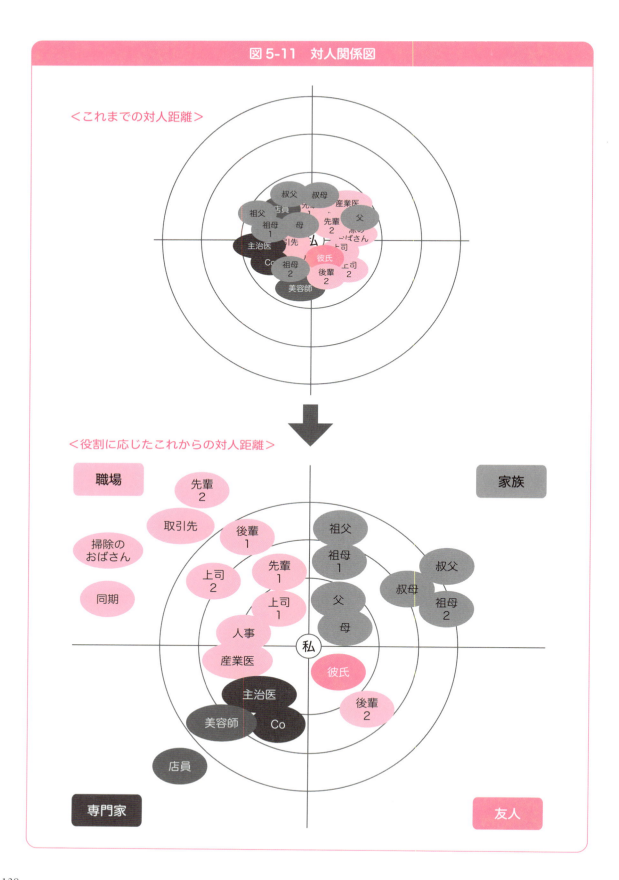

看護師のメンタルヘルス対策の基本　第5章

　たとえば、職場の上司1は、日常的に業務の指示を受けたり、報告・連絡・相談をしたりする相手であり、業務遂行に最も必要な相手です。そのため、職場の領域で、自分の一番近くに配置します。同様に、先輩1も日常的に業務について教えてもらったり、相談に乗ってもらったりするため、2番目に近くに配置します。

　また、＜これまでの対人距離＞では、先輩2は、自分のすぐ真上に配置されています。これは、本来仕事での関わりは少ないにもかかわらず、先輩2に苦手意識をもっていたために、常に感情的に意識していたためでした。

　そこで、＜これからの対人距離＞では、先輩2はチームが違い、業務上ではそれほど多くの関わりがないという業務遂行にとっての必要性に着目して、遠くに配置します。遠くに配置した人とは、必要最小限の関わりをもてばよいことがわかり、必要以上に気を遣う必要がなくなり、対人関係によるストレスが軽減されます。

　その他の領域も同様に、その領域での自分にとっての相手の役割や重要度を検討し、適切な距離をもって付き合えるようにしていきます。

　なお、専門家は、専門的な視点や技術を頼りにして関わる人たちと考えます。この人たちからは、必要な時に、必要なサービスを、必要なだけ、提供してもらう、というように考えます。家族や友人の領域では、心理的なつながりが深いほど自分に近くなるように配置します。

　対人関係のストレスは、相互関係のなかで発生します。対人関係図のどの領域でも、**自分は相手に何をしてもらうか、自分は相手に何を提供するか、そのために必要な関わり方はどのようなものかを考え、適切な距離感を保つ**ことで、対人関係のストレスをコントロールできます。

　メンタルヘルス不調の原因が対人関係である場合、不調者本人が対人関係図を用いて対人距離を調整するだけでなく、管理監督者がその内容を把握したうえで、職場内の適切な対人距離が保たれるように配慮します。チーム編成を見直したり、場合によっては異動を検討したりすることも必要かもしれません。

　まずは、業務を遂行するために必要な、合理的な対人関係や対人距離を保つために、客観的事実や認知的共感を中心としたコミュニケーションをとるように心がけましょう。

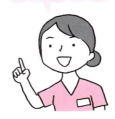

対人関係図を作ると、職場での人との適切な距離感をつかむことができます。

3 認知行動パターンを変えるためのコーチング

　職場は、自分の役割を果たす場所です。そのため必要な知識やスキルを身につけることと同様に、**役割を果たすために**自分自身の考え方や感じ方、行動を**コントロールする**ことも大切です。

　ここでは、考え方や行動を工夫することで、ストレスを受けにくくするための方法（**認知的ストレス対処**）として、「ComPs-CBT*」[5)6)]（図5-12）をご紹介します。

1 ストレスを生み出す考え方や行動を見直すのに役立つ「ComPs-CBT」

　認知行動療法（Cognitive Behavior Therapy: CBT）は、うつ病などの治療に効果が認められている心理療法です。これは、自分にとってのストレスを生み出すものの見方や考え方（認知）を見直し、これまでとは違う考え方や行動をすることで、それまでのようなストレスを感じずにす

*
ComPs-CBT（コンパス・シービーティー）：コミュニケーションを通して問題解決することを目的に、認知行動療法と問題解決療法を応用して中村[5)6)]によって開発された支援技法。コミュニケーション（Communication）と問題解決（Problem solving）を組み合わせて、ComPsとし、悩みをもつ人を導くという願いを込めて、コンパス・シービーティーとよんでいる。

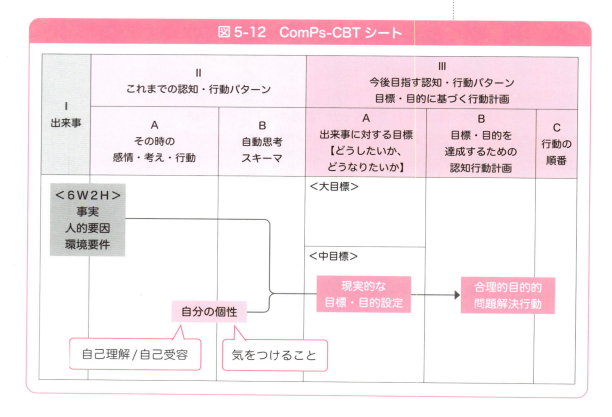

図5-12　ComPs-CBTシート

図5-13 ComPs-CBT 記入例

I 出来事	II これまでの認知・行動パターン		III 今後目指す認知・行動パターン 目標・目的に基づく行動計画		
	A その時の 感情・考え・行動	B 自動思考 スキーマ	A 出来事に対する目標 【どうしたいか、どうなりたいか】	B 目標・目的を 達成するための 認知行動計画	C 行動の 順番
・上司に業務のミスを指摘された。 ・ひと通り話し終わった後に、自分のミスではないことがわかった。	・またやってしまった。 ・自分はダメだ。 ・自分は仕事ができない。 ・悲しい。 ・ミスして申し訳ない。 ・頭が真っ白。 ・とにかく謝った。 ・自分のミスでなくてよかった。 ・次は本当にミスするかもと不安になる。	・自分が悪いと思い込む。 ・自信がない。 ・反論できない。 ・事実を確認しない。 ・思い込みで発言する。	<大目標> 自己卑下せず、客観的な情報をもとに、業務遂行したい。 <中目標> ・相手の話を客観的事実と主観的事実に分けて把握する。 ・自分の考えや感情を観察し、自動思考に流されない。	・相手の話から6W2Hを聞き分ける。 ・反射的に応答せず、自分がどう感じているかをふり返る。 ・その話に対して、自分が知っている事実をふり返る。 ・相手の話と自分の知っている事実を比較する。 ・疑問があれば、質問する。 ・すぐに反応せず、話し合う。	① ② ③ ④ ⑤ ⑥

むようになることを目指すものです。

　このCBTの考え方をベースに、より明確に問題解決を目指すのが、ComPs-CBT（Communication and Problem-Solved based CBT）です。

　自分自身の考え方や感じ方、行動は、様々な経験を重ねることで身につけてきた癖ともいえます。自分がどのような癖をもっているかを理解して、自分が求める結果と違う結果に導いてしまう、よくない癖があれば、求める結果を出せるように、その癖を修正していけばよいのです。**ComPs-CBTはセルフケアとしても活用でき、また、管理監督者による部下へのコーチングにも活用できます。**

　ComPs-CBTでは、まず自分の考え方や感じ方、行動の癖を分析します。ComPs-CBTの記入例を見てみましょう（図5-13）。

　まず、うまくいかなかった出来事や、困った場面などを、「I出来事」の欄に1つ書きます。この時、出来事を6W2Hで表現します。これにより、出来事のとらえ方自体が、自分の癖で歪められるのを防ぎます。客

観的事実と主観的事実の区別をつけるのが難しい場合は、６Ｗ２Ｈで出来事を表現することから練習してください。

次に、その「Ⅰ出来事」に対して、その時にパッと浮かんだ考えや感情、とっさにとった行動を「Ⅱこれまでの認知・行動パターン」の「ⅡＡ　その時の感情・考え・行動」欄に記入します。それらの感情・考え・行動は、同じような出来事があった場合に、よく繰り返されるものである可能性が高く、それが自分の癖といえます。この癖を、端的なキーワードに変換して、「ⅡＢ　自動思考*・スキーマ*」に記入します。

2 自動思考・スキーマの例

たとえば、Ａさんは、「上司に業務のミスを指摘されたが、それは自分のミスではなかった」という出来事があったとします。しかしＡさんは、ミスを指摘された時に、とっさに、「またやってしまった。自分はダメだ」と考えて、「とにかく謝る」という行動をしました。

この時の自動思考・スキーマは、「自分が悪いと思い込む。自信がないから、反論できない。事実をよく確認しないまま、自分のせいだと思う。よく確認しないまま、思い込みで発言する」などと表現できます。

しかし、上司の説明をよく聞いてみると、自分のミスではないことがわかりました。その時にＡさんは、「自分のミスでなくてよかった。ほっとしたが、今後自分がミスするかもしれないことが不安」になりました。

このような自動思考は、「自分の仕事に不安がある。ミスすることを恐れている」などと表現できます。

このような「Ⅱこれまでの認知・行動パターン」は、様々な出来事に共通して表れ、Ａさんが自信をもって仕事をすることを邪魔してしまいます。また、事実を確認せず、上司の発言を鵜呑みにしてしまうことも、業務遂行上のコミュニケーションとしては、不適切かもしれません。Ａさんはこのパターンを変えたいと思いました。

そこで、「Ⅲ今後目指す認知・行動パターン」を考えました。これは、今回と同じような出来事が起きた場合に、Ａさんはどうしたいか、どうすべきだと思うかといった「目標・目的に基づく行動計画」になります。自分の認知行動の癖のために、業務上のコミュニケーションがうまくでき

＊

自動思考：物事に対して、瞬間的に思い浮かぶ考えや感情、イメージを自動思考という。自動思考はそれまでの生活環境や経験から、無意識的に身につくとされる。たとえば、責任ある仕事を任された時に、「失敗してはいけない」とか「自分一人で完成させなければ」などと考えるのは、それまでの生活で経験した、似たような場面で同様の考え方をしていたことの繰り返しであると考えられる。

スキーマ：子ども時代のしつけや生活の体験のなかで形成されてきた信念や価値観のこと。この信念や価値観がベースとなって、似たような場面や出来事に対して同じような考え方をして、同じような行動をとるようになる。その考え方や行動が固定化されると自動思考となると考えられる。

142

看護師のメンタルヘルス対策の基本　第5章

ていなかったことを改善したい、ということです。

　Aさんはまず、自分が仕事をする時に最も大切にしたいこととして、「自己卑下しすぎず、客観的な情報をもとに、業務遂行したい」という「ⅢA　大目標」を設定しました。そのためには、「相手の話を客観的事実と主観的事実に分けて把握する。自分の考えや感情を観察し、自動思考に流されないこと」が大事だと考え、これを「ⅢA　中目標」にしました。

　そして、これを具体的な行動に落とし込むと、「相手の話から6W2Hを聞き分ける。反射的に応答せず、自分がどう感じているかをふり返る。その話に対して自分が知っている事実をふり返る。相手の話と自分の知っている事実を比較する。比較した結果、疑問があれば、質問する」などの具体的な行動を、「ⅢB　目標・目的を達成するための認知行動計画」に記入しました。そして、これらの行動をどのような順番で実行するのか、「ⅢC　行動の順番」を決めました。

　これができれば、同じような出来事が起きたときに、「Ⅲ」の目標を思い出し、「ⅢB」の具体的な行動を、「ⅢC」の順番で実行すればよいのです。

　今後は、それまでとは違う認知行動をすることで、以前のように、自責的になったり、事実とは異なる情報に感情を乱されたりして、業務遂行に支障をきたすことが減っていくでしょう。

❸ ComPs-CBT を実施する際の注意点

　ComPs-CBTをする際に気をつけてほしいことがあります。それは、**これまでの自分の認知行動パターンをふり返るのは、失敗するダメな自分を責めるためではない**ということです。

　うまくいかなかった出来事や苦しかった出来事を、自分の認知行動からふり返ると、つい自分のダメなところに目が向きがちになります。しかし、それまでもっていた認知行動の癖は、それまでの自分の個性の一部です。個性に善悪はありません。あくまでも、ある個性を発揮しすぎると、物事がうまくいかなくなって自分を苦しめる場合がある、というだけです。

　自分はここで分析した自動思考やスキーマといった個性をもっている、ということを認知的に理解し、そんな癖をもちながらもよくがんばってきた自分に感情的共感して受容することが、ComPs-CBTにとっての自己理解です。

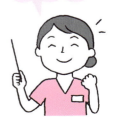

認知行動パターンをふり返るのは、失敗するダメな自分を責めるためではありません。

そのうえで、自分を苦しめる癖を、今後気をつけるべきこととしてとらえ、それとは違う方法をとることで、これまでと違う結果を出せるように練習していきます。これまでのパターンを変えることで、それまで感じていたストレスがなくなり、自分が求める方向に進むことができるようになるのです。

　管理監督者が、ComPs-CBTの考え方を使って部下一人ひとりの認知行動を把握し、ストレスのもととなる認知行動を修正するように指導できるように心がければ、職場全体の心理的安全性を形成し、ストレスに強い組織を作ることができるでしょう。

4 ストレスに強い人の特徴

　ストレスに強い人は、**主体的、楽観的で自制心があり、社交的で他者理解に努め、チャレンジ精神旺盛で、粘り強く物事に取り組み、自己肯定感が高い**という特徴があります（図5-14）。

図5-14　ストレスに強い人の特徴

 自己批判・自己否定

 どう解決しようかな？

【解決志向・未来志向】
・主体的
・楽観的
・自制心
・社交的、他者理解
・チャレンジ精神
・粘り強い
・自己肯定感

心理的安全性をつくる基礎になるストレスに強いよい性格

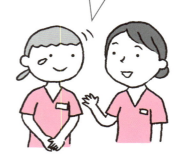

困ったら相談しよう。
できることからやってみよう。
失敗したらやり直そう。
大丈夫。なんとかなるさ。

このような考え方を参考に、自分の癖を含めた個性を活かしながら、問題解決やストレス対処ができる人が増えれば、職場でのコミュニケーションが活発になって相互理解が進み、業務遂行を中心とした関係性が築かれます。

どんな仕事も、一人ではできません。一人ひとりが**自分の特徴を理解し、自他の違いをふまえて他者理解し、適切な受容と共感をもってコミュニケーションする**ことで、**業務遂行を円滑にし、ストレスに強い個人と組織を作る**ことができます。

セルフケアとチームによる協力体制、それを導くマネジメントがメンタルヘルス不調者の発生を予防し、メンタルヘルス不調者が出た場合の早期発見、早期ケアを可能にし、再発予防や安定就労の基盤となるのです。

メンタルヘルス不調の1次予防、2次予防、3次予防は、働く一人ひとりによるセルフケアと、職場のメンバー同士の助け合い、管理監督者によるラインケアによって成立します。**自助と共助**を充実させながら、職場での心身の健康を維持、増進していきましょう。

参考文献

■第1章

1) エドガー・H・シャイン（Edgar Henry Schein）：キャリア・アンカー；自分の本当の価値を発見しよう，金井壽宏（訳），白桃書房，2003.

2) ドナルド・E・スーパー（Donald Edger Super）：A Life-Span, Life-Space Approach to Career Development Journal of Vocational Behavior 16：282-298, 1980.

3) 島根県地域職業能力開発協議会：職業訓練用キャリアコンサルティングマニュアル，厚生労働省島根労働局，2024.
https://jsite.mhlw.go.jp/shimane-roudoukyoku/content/contents/001764482.pdf
（最終アクセス日：2024/10/31）

4) 総務省：平成28年度生活基本調査，2016.

5) 佐藤一磨：専業主婦が本当に一番幸せなのか，慶應義塾大学経済研究所パネルデータ設計・解析センター：DP2017-010, 2018.
https://www.pdrc.keio.ac.jp/publications/dp/4389/ （最終アクセス日：2024/10/31）

6) ハンナ・アレント（Hannah Arendt）：人間の条件，志水速雄訳，筑摩書房，1994.

7) ハーレル（Hurrell, J. J. Jr.）＆マクレイニー（McLaney, M. A)：Exposure to job stress：A new psychometric instrument. Scandinavian Journal of Work, Environmental and Health, 14：27-28, 1988.

8) 厚生労働省：令和5年版過労死等防止対策白書，2023.

9) 日本医療労働組合連合会：看護職員の労働実態調査「報告集」，医療労働，臨時増刊，2022.

10) 日本医療労働組合連合会：看護職員の労働実態調査「報告書」，医療労働，臨時増刊，2014.

11) 厚生労働省：「職業性ストレス簡易調査票57項目」厚生労働省版ストレスチェック実施プログラムダウンロードサイト，2024.
https://stresscheck.mhlw.go.jp/ （最終アクセス日：2024/10/31）

12) 厚生労働省：ストレスチェック制度の効果的な実施と活用に向けて，2022.

13) 厚生労働省：ストレスチェック制度の実施状況（令和4年），2023.

■第2章

1) 日本看護系大学協議会：2021年3月卒業生に対する就職後1年以内の退職者数に関する調査報告書，日本看護系大学協議会，2022.

2) 服部美香・舟島なをみ：病院に就業するスタッフ看護師が職業上直面する問題の解明，看護教育学研究，30（1）：17-3, 2021.

■第3章

1) 中村美奈子：休職者の気持ち，産業保健と看護，2021年春季増刊：148-151, 2021.
2) 厚生労働省：心の健康問題により休業した労働者の職場復帰支援の手引き.
   https://www.mhlw.go.jp/stf/seisakunitsuite/bunya/0000055195_00005.html, 2020.
   （最終アクセス日：2024/10/31）
3) 中村美奈子：復職支援ハンドブック；休職を成長につなげよう，金剛出版，2017.
4) 中村美奈子：復職のためのセルフ・トレーニング　ワークブック；メンタル不調に
   陥ったときの処方箋，金剛出版，2022.
5) 秋山ら：うつ病の復職支援のエビデンスと実践　臨床精神医学，47 (10)：1075-
   1081, 2018.
6) 日本うつ病リワーク協会：日本うつ病リワーク協会会員施設一覧（会員リワーク施
   設情報｜日本うつ病リワーク協会 (utsu-rework.org)），2024.

■第5章

1) エイミー・C・エドモンドソン（Amy C. Edmondson）：恐れのない組織；「心理的安全
   性」が学習・イノベーション・成長をもたらす，野津智子訳，英治出版，2021.
2) エドガー・H・シャイン（Edgar Henry Schein）：人を助けるとはどういうことか；本
   当の協力関係をつくる7つの原則，金井真由美訳，金井壽宏監訳，英治出版，2009.
3) エドガー・H・シャイン（Edgar Henry Schein）：企業文化 改訂版；ダイバーシティと
   文化の仕組み，松本美央（訳），尾川丈一（監訳），白桃書房，2016.
4) 日本看護協会：看護職の健康と安全に配慮した労働安全衛生ガイドライン　ヘル
   シーワークプレイス（健康で安全な職場）を目指して，2018.
5) 中村美奈子：復職支援ハンドブック；休職を成長につなげよう，金剛出版，2017.
6) 中村美奈子：復職のためのセルフ・トレーニング・ワークブック；メンタル不調に
   陥ったときの処方箋，金剛出版，2022.

さいごに

　昨今はVUCA（ブーカ）*の時代、個の時代といわれ、働くことを取り巻く状況は目まぐるしく変化しています。65歳までの雇用確保や70歳までの就業機会の確保など、高齢者の雇用延長が目指されていますが、年金だけでは生活が厳しいため、各自が老後の生活費を確保する必要があるとの見方もあります。

　一方で、若者が就職して早々に退職代行業者を使って退職する事例が目立つようになるなど、職場環境に自ら適応するだけでなく、より積極的に「自分に合う」職場を求めて転職を繰り返すことを、肯定的にとらえる考え方も増えています。

　さらに、団塊の世代の大量退職や少子化のために、多くの業界で人手不足が深刻化しています。それを補うためにIT（情報技術）の活用が活発になり、仕事や生活において、常に新しい知識やスキルを学び続ける必要に迫られています。

　働くことに関する価値観も多様化するなか、ダイバーシティ＆インクルージョン、あるいは働くことのサステナビリティの観点から、自らの働き方や生き方を、主体的に自律的にアップデートしていくことが求められているのです。

　看護師の皆さんも、このような社会情勢のなかで仕事をしています。看護師は国家資格であり、医療機関や福祉・教育など、様々な場面で活躍できる大変重要な仕事を担っています。真摯に使命感を強くもち、緊張感を維持して的確に行動しながらも、患者や援助が必要な人たちにとって必要なケアをするために、非常に高度なマルチタスクを実行するのが、看護師の皆さんです。

　このような看護師としてのあり方とともに、プライベートの過ごし方など、個人としても多くのストレスに出会いながら、それを乗り越えるために、様々な課題や変化に適応しておられます。

　変化に適応することは成長につながりますが、必ずしも常にうまく適応できるとは限りません。適応するための努力が停滞したり、失敗したり、時には適応するための方法が見つからないこともあるかもしれません。しかし、それは、うまく適応できない人の能力が足りない、努力が足りない、気合が足りないといった、個人的な要因だけによるものではありません。

本書では、メンタル不調が疑われる段階から、休職に入って復職を目指す段階、復職後のケアの段階まで、管理監督者がメンタル不調者にどのように対応したらよいかを、3次予防としての復職支援の視点に重点をおいて解説しました。

　不調者が自らストレスに対処して、健康を維持しながら、安心して働き続けられるために、管理監督者は休職者の疾病、個別性に配慮した対応をします。しかし、それ以外にも、管理監督者ができることはたくさんあります。

　メンタル不調を出さないための1次予防が大切なのは、言うまでもありません。不調に早く気づいて対処する2次予防も、もちろん大切です。しかし、残念ながら休職者が出てしまった場合には、もう二度と不調者を出さないこと、つまり再発防止のための3次予防を徹底することが肝心です。

　職場でのメンタルヘルス不調は、個人的な要因と、業務内容や人間関係といった職場環境による要因の、相互作用によって発生すると考えられます。

　NIOSHの職業性ストレスモデル（第1章参照）では、職場環境の要因と本人の要因が重なることでストレスが生じるが、ストレスの緩衝要因となる上司や同僚からのサポートがあれ

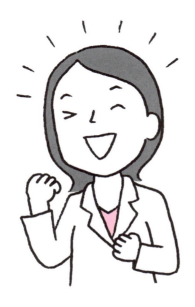

VUCA: Volatility（変動性）、Uncertainty（不確実性）、Complexity（複雑性）、Ambiguity（曖昧性）の頭文字を合わせた造語で、変化が大きく、予測が困難な状況のこと。

ば、心身の不調を防ぐ可能性が高まるとしています。このような上司や同僚によるサポートは、職場の心理的安全性があってこそ、日常的に発揮されます。

　管理監督者が部下の一人ひとりに目を配り、サポートする姿は、他のスタッフのロール・モデルとなります。これが相互に支え合う雰囲気を作り、心理的安全性が職場全体に広がるきっかけになります。職場の心理的安全性は、メンタルヘルス不調の1次予防、2次予防となり、休職者が復職した後の3次予防にもなるのです。

　休職・復職に関する労務管理的な手続きをきちんとこなすとともに、人間関係や相互的なサポート体制の構築を心がけ、そのためのコミュニケーションを実践することが、職場でのメンタル不調の発生や再発を防ぐ鍵になります。

　管理監督者の皆さんも、ご自身の仕事やプライベートで、様々な変化や課題に直面することがあると思います。その時には、上司や同僚、専門家、家族や友人などに、自らサポートを求めてください。

　困った時にサポートを求めない、自分一人で抱え込む、自分で何とかしなければいけない、という、ストレスフルな考え方のロール・モデルにならないでいただきたいのです。

　管理監督者自らが自分をいたわりながら、職場での支え合いや、プライベートでの助け合いができることが、安心・安全に働ける職場づくりを促進します。

　看護職の皆さんが、ご自分の幸せを求めながら、安全に安心して、患者や社会に貢献する尊いお仕事に取り組まれるように、心からお祈りしています。

　本書は、看護師の休職が多い状況を鑑み、休職した看護師がよりよい復職を目指すための支援が必要だという考えのもと、メヂカルフレンド社が企画してくださったものです。執筆にあたっては、編集部の羽鹿敦雄さん、間佐知子さん、フリー編集者の岩崎裕朗さんに、大変お世話になりました。この場をお借りして、お礼申し上げます。

2024年11月

中村 美奈子

中村 美奈子

博士（社会福祉学）、公認心理師、臨床心理士、産業カウンセラー。

早稲田大学第一文学部卒業後、商社や外資系企業でのマーケティング業務に従事。

臨床心理士に転向後は、外資系EAPや自治体、独立行政法人高齢・障害・求職者雇用支援機構千葉支部 千葉障害者職業センターで復職支援（リワーク）を中心に、働く人のメンタルヘルスに関する支援やプログラム開発を行う。

現在は大学・大学院での公認心理師養成のほか、企業や自治体などで、メンタルヘルスや組織運営に関する研修やコンサルテーション、カウンセリングなどを行っている。

淑徳大学大学院総合福祉研究科 社会福祉学専攻 博士後期課程修了。

復職支援に関する研究により、平成28年度日本心理臨床学会奨励賞受賞。

杏林大学保健学部准教授。専門は産業心理臨床、産業メンタルヘルス。

主な著書に『復職のためのセルフ・トレーニング・ワークブック－メンタル不調に陥ったときの処方箋』『復職支援ハンドブック－休職を成長につなげよう』（いずれも金剛出版）など。

看護管理者のための
メンタルヘルス不調者「復職サポート」ブック
予防する・再発を防ぐ・安心安全な職場をつくる　　　　　　　　　　定価（本体2,700円＋税）

2024年11月25日　第1版1刷発行

著　者　中村　美奈子©　　　　　　　　　　　　　　　　　　　　　　〈検印省略〉

発行者　亀井　淳

発行所　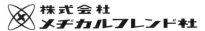

〒102-0073　東京都千代田区九段北3丁目2番4号
麹町郵便局私書箱48号　電話（03）3264-6611　振替 00100-0-114708
https://www.medical-friend.jp

Printed in Japan　落丁・乱丁本はお取り替えいたします。　　　　　印刷・製本／三美印刷株式会社
ISBN978-4-8392-1746-4 C3047　　　　　　　　　　　　　　　　　　　　　　　　　105025-090

- 本書に掲載する著作物の著作権の一切〔複製権・上映権・翻訳権・譲渡権・公衆送信権（送信可能化権を含む）など〕は、すべて株式会社メヂカルフレンド社に帰属します。
- 本書および掲載する著作物の一部あるいは全部を無断で転載したり、インターネットなどへ掲載したりすることは、株式会社メヂカルフレンド社の上記著作権を侵害することになりますので、行わないようお願いいたします。
- また、本書を無断で複製する行為（コピー、スキャン、デジタルデータ化など）および公衆送信する行為（ホームページの掲載やSNSへの投稿など）も、著作権を侵害する行為となります。
- 学校教育上においても、著作権者である弊社の許可なく著作権法第35条（学校その他の教育機関における複製等）で必要と認められる範囲を超えた複製や公衆送信は、著作権法に違反することになりますので、行わないようお願いいたします。
- 複写される場合はそのつど事前に弊社（編集部直通TEL03-3264-6615）の許諾を得てください。